W0299343

# Wer gesund lebt,
# ist selber schuld.

Udo Pollmer · Dr. Monika Niehaus

# Wer gesund lebt, ist selber schuld.

## Was uns die Gesundheitsapostel verschweigen

Bibliografische Information der Deutschen Nationalbibliothek

Die Deutsche Nationalbibliothek verzeichnet diese Publikation in der Deutschen Nationalbibliografie; detaillierte bibliografische Daten sind im Internet über http://dnb.d-rb.de abrufbar.

BLV Buchverlag GmbH & Co. KG
80797 München



Umschlagfotos: Vorderseite: Stockfood/Dennis Gottlieb

Lektorat: Maritta Kremmler, Dr. Ulrike Kretschmer
Herstellung: Angelika Tröger
Layoutkonzept Innenteil: Sabine Fuchs, fuchs_design, München
Layout und Satz: Satz+Layout Fruth GmbH, München

Gedruckt auf chlorfrei gebleichtem Papier

Printed in Germany
ISBN 978-3-8354-0651-3

# Vorwort

Wir werden überschüttet mit Ratschlägen zum Thema »Gesundheit«. Allein im Internet finden sich zu diesem Stichwort rund 70 Millionen Einträge, für »gesunde Lebensweise« sind es immerhin noch mehr als 200 000. Sosehr sich die Ratschläge der Gesundheitsapostel auch widersprechen, so haben sie doch eines gemeinsam: Das ewige Leben bei blühender Jugend erringt nur, wer sich unablässig kasteit: isst, was er nicht mag, trinkt, was er verabscheut, und tut, was er nicht ausstehen kann.

Sicher kein Zufall ist, dass diese Heilsbotschaften mit all ihren Übungen und Geboten oft stark an religiöse Rituale erinnern: Wer den »inneren Schweinehund« überwindet, wer Lebensfreude als heimtückischen Verführer erkennt, der darf als Greis die versprochenen Jahre in vollen Zügen genießen. Wer dennoch krank wird, ist selber schuld, hat beim Essen gesündigt, sich beim Sport nicht genügend gequält oder einen der vielen Vorsorgechecks verpennt.

Hinterfragt man die wissenschaftliche Basis all dieser Ge- und Verbote, rümpfen die Hohepriester des Gesundheitskults die Nase – schließlich füllt die Furcht um die Gesundheit ihre Taschen. Nur solange der Gläubige genug Angst hat, opfert er klag- und fraglos einen erklecklichen Teil seines Einkommens für Krankenkasse, Vorsorge und Functional Food. Und schon löst sich auf dem Altar des Gesundheitskults sein sauer verdientes Geld in Rauch auf.

Wenn Gesundheit tatsächlich ein Zustand »völligen körperlichen, geistigen und sozialen Wohlbefindens« wäre, wie es die Weltgesundheitsorganisation (WHO) definiert, wären wir fast alle krank. Aber Gesundheit ist keine paradiesische Seinsform, sondern vielmehr ein Zustand, in dem wir »vergessen«, dass wir gesund sind. Ganz gleich, ob als gesunder oder kranker Mensch – unser Leben ist dann lebenswert, wenn es mit Freude gelebt wird. Und dazu gehört auch eine gewisse Leichtigkeit des Seins, die Befreiung von Ängsten und Schuldzuweisungen, von Kasteiung und Zwang.

Dazu liefern wir Ihnen auf den folgenden Seiten jede Menge Fakten und provokante Einsichten zum Thema »Gesundheit«. Ein neugieriger Blick über den Gartenzaun bietet die süßen Früchte der Erkenntnis auch dort, wo man sie vielleicht am wenigsten erwarten würde.

Viel Spaß bei unbotmäßiger Lektüre wünschen
Udo Pollmer und Monika Niehaus

# Fragen & Antworten von A bis Z

A

## Warum essen wir heute kein Aas mehr?

Früher war alles ganz natürlich: Da schlichen die Frühmenschen den Leoparden hinterher und klauten ihnen die verwesende Beute, die diese zum Abhängen auf die Bäume verschleppt hatten. Das verschaffte unseren Vorfahren manch einen Braten. Ansonsten hatten sie's auf die vielen Knochen abgesehen, die nach einer Raubtiermahlzeit übrig blieben. Unsere Vorfahren schlugen sie auf und genossen das fette Mark. Insofern ist dem Menschen der Verzehr von Kadavern nicht fremd. Und es gibt so manchen Bericht von Völkerkundlern, die mit einem gewissen Staunen den Konsum von »gefallenen Tieren« aus anderen Teilen der Welt vermeldeten.
Andererseits verbieten viele Religionen den Verzehr von Aas, und alle Kulturvölker akzeptieren nur Fleisch von gesunden Tieren, die geschlachtet wurden. Tiere, die unter ungeklärten Verhältnissen krepieren, können unter ansteckenden Krankheiten leiden, die auf den Menschen übertragbar sind. Man spricht von Zoonosen. Beispiele sind Bandwürmer, Trichinen oder Tuberkulose. Da sich viele Krankheiten nur am lebenden Tier erkennen lassen, müssen sie bei der Fleischbeschau auch lebend begutachtet werden. Das hat in den letzten 100 Jahren erheblich zur Steigerung der Lebenserwartung beigetragen.
*Quellen: Glaubrecht, M.: Frühe Fleischfresser. Naturwissenschaftliche Rundschau 1990; 43: 314-315; Hintze, K.: Geografie und Geschichte der Ernährung. Thieme, Stuttgart 1934*

> Sind Gammelfleischpartys unappetitlich?

## Warum essen englische Vegetarier trotzdem Aas?

Auf der Suche nach neuen Kochshows wurde das britische Fernsehen buchstäblich auf der Straße fündig: Im »Roadkill Café« wollte die BBC dem Publikum Fleisch schmackhaft machen, das moralisch so sauber ist, »dass es sogar Vegetarier essen können«. Als Koch gewann sie Fergus Drennan, der beim Pilzesammeln regelmäßig über überfahrenes Wild stolpert. Vor der Kamera durfte er zeigen, wie man plattgefahrene Igel, Füchse, Dachse oder von Autos vorzerkleinerte Eichhörnchen zu Klopsen an Pfefferminzsößchen verarbeitet. Sich selbst bezeichnet Drennan als überzeugten Vegetarier. Schließlich seien überfahrene Tiere »nicht in meinem Auftrag getötet« worden, und so haftet dem Verenden auf der Straße nicht das Odium des Schlachthofs an.

Das vegetarische Potenzial ist nach seinen Berechnungen riesig: Jahr für Jahr kommen auf britischen Straßen zehn Millionen Vögel, 50 000 Dachse und 20 000 Füchse unter die Räder. Drennan glaubt, mit dieser Praxis eine alte Tradition britischer Küche fortzusetzen. Überfahrenes Wild sei allemal gesünder als die fettige Wurst vom Metzger: »Es stammt nicht aus Mastfabriken und ist auch nicht mit Antibiotika vollgepumpt.« Verkehrstote Hasen oder Frösche seien noch dazu »frisch, regional, saisonal und nährstoffreich«. Und woran erkennt der vegetarische Koch, ob das Asphalt-Aas knackig frisch ist und weder an der Schweinepest noch am Rotz litt? Ganz einfach: Sobald die Maden den Kadaver verlassen, sei das »ein schlechtes Zeichen«.

*Quelle: Kingsnorth, P.: Roadkill Chef. The Ecologist, August 2006; Daily Mail vom 14.12.06*

> Gilt der Kannibalismus als vollwertige Ernährung?

A

## Bringt Aberglaube Unglück?

Dem Anhänger der Voodoo-Religion, der nach dem Fluch einer Voodoo-Priesterin bei bester Gesundheit innerhalb weniger Stunden sein Leben aushaucht, allemal. Auch im aufgeklärten Europa gilt die Zahl 13 als Unglückszahl, und am Freitag, dem 13., traut sich so mancher kaum aus dem Bett. Im japanisch-chinesischen Kulturraum ist die Zahl 4 als Unheilsbringer verschrien, weil das Wort im Japanischen und Chinesischen wie »Tod« klingt. Als kalifornische Soziologen nun die Sterbedaten von Zuwanderern aus Japan und China mit europäisch-stämmigen Kaliforniern verglichen, gab es am 4. ein gutes Viertel mehr asiatische Herztote als an anderen Tagen. Aber genauso kann eine positive Erwartung das Ableben hinauszögern. So sterben betagte Chinesinnen weit seltener vor dem großen traditionellen Erntedankfest Ende September als in der Woche danach und alte jüdische Männer viel seltener in der Woche vor dem Passah-Fest.

*Quelle: Phillips, D. P. et al.: The Hound of the Baskervilles effect: natural experiment on the influence of psychological stress on timing of death. British Medical Journal 2001; 323: 1443-1446*

> Gibt es ein Rezept für Glück?

## Wie viel kann ich abnehmen, wenn ich abends weniger esse?

A

Gar nichts: Sie wachen morgens nicht schlanker auf, sondern nur hungriger. Und womöglich schlafen Sie schlechter und werden früher munter. Der Körper merkt sich jede Kalorie, die Sie essen oder einsparen. Er führt darüber intern Buch und versucht, die Bilanz konstant zu halten. Wenn Sie sich abends überfressen haben, wird Ihnen warm, und Sie schwitzen. Im Bett strampeln Sie die Bettdecke herunter, damit die Wärmeenergie während des Schlafs entweichen kann. Essen Sie abends weniger, mummeln Sie sich nachts fester in Ihre Decke ein, um Energie zu sparen. Am Morgen werden etwaige Restdifferenzen über den Appetit und die Heizung wieder ausgeglichen.

> Kann man im Schlaf abnehmen?

## Machen Abstinenzler seltener blau als Schluckspechte?

Das wollen wir hoffen. In Finnland wurden Alkoholkonsum und krankheitsbedingte Fehlzeiten von rund 6500 Männern und Frauen vier Jahre lang registriert. Doch es kam anders als erwartet. Abstinenzler - darunter keine »trockenen Alkoholiker« - meldeten sich bei ihrem Arbeitgeber sogar häufiger krank als Kollegen, die pro Woche bis zu einer Flasche Whisky leerten. Wenn wir den Abstinenzlern nicht eine schlechte Arbeitsmoral unterstellen wollen, bleibt nur der Schluss, dass sie kränker sind als ihre pichelnden Kollegen. Wer von der Arbeit gestresst nach Hause kommt, entspannt sich

bei einem Gläschen; wer sich dies verwehrt, wird häufiger krank und braucht dann Pillen und Psychiater.
*Quelle: Vahtera, J. et al.: Alcohol intake and sickness absence: a curvilinear relation. American Journal of Epidemiology 2002; 156: 969-976*
> Macht Alkohol dick?

## Wie kriege ich meinen Mann endlich dazu abzuspecken?

Seien Sie froh, wenn er sich Ihrem Ansinnen standhaft widersetzt. Ansonsten ist bereits das Kind im Manne in den Brunnen gefallen. Die wichtigste Ursache für einen Gewichtsverlust ist bei Männern ein Anstieg des Männlichkeitshormons Testosteron. Genau das passiert, wenn die Herren eine neue Flamme im Auge oder schon im Bett haben. Dann sinkt erst einmal der Fettanteil ihres Körpers. Die Dame sorgt für ein fantastisches Lebensgefühl. Und schon schafft er mühelos strapaziöse Radtouren und den Verzehr von Schneckenfutter an Essig und Maiskeimöl. Dummerweise glaubt er dann selbst noch an die Wunderwirkungen von Sport und Salat - ein typisches Zeichen für den intellektuellen Blackout durch eine frische Liebe. Für jede treusorgende Gattin ein Alarmsignal!
> Macht Radeln Schlappschwänze fit?



## Wer bäckt Affenbrot?

Dieses Brot wird nicht gebacken, sondern wächst wie im Schlaraffenland von den Bäumen direkt in die hungrigen Münder. Nein, im Ernst: Affenbrot heißt die rund 20 Zentimeter lange Frucht des Affenbrotbaums oder Baobabs, ein Wahrzeichen der afrikanischen Savanne und zugleich ein kulinarischer Selbstbedienungsladen. Das zuckerhaltige Mark der Früchte wird nicht nur von Elefanten und Pavianen, sondern auch von der einheimischen Bevölkerung geschätzt, die es frisch oder getrocknet als Brei verzehrt und Bier daraus braut. Aus den fetten Samen wird Öl gepresst, der Rückstand pulverisiert zum Andicken von Suppen oder fermentiert als Gewürz verwendet. Und verbrennt der Brei einmal, ist noch nicht alles verloren, denn die Asche ist reich an Pottasche und eignet sich somit vorzüglich zur Seifenherstellung.
> Wozu braucht man Pottasche?

## Wer erfand die Akupunktur?

Mao Zedong, der große Vorsitzende. Er erfand sie zwar nicht wirklich, aber die heute praktizierte Form der Akupunktur ist sein Verdienst. Früher nadelte jeder therapiefreudige Chinese nach eigenem Gusto. Um den medizinischen Fortschritt nicht weiter zu behindern, verbot der chinesische Kaiser bereits im Jahr 1822 diese Form der Behandlung ein für alle Mal - allerdings ohne durchschlagenden Erfolg. Noch in der ersten Hälfte des 20. Jahrhunderts wurde die traditionelle chinesische Medizin (TCM) als »jahrtausendealter Misthaufen« gegeißelt. Auch Mao versuchte zunächst, die Akupunktur zu unterbinden. Doch ein Blick in die leeren Staatskassen bewog ihn zum Sinneswandel: Mit der Akupunktur ließen sich teure Medikamente einsparen, Hauptsache, der Patient bekam eine Behandlung. Also ließ Mao ein neues System kodifizieren. Daher stammen beispielsweise die Meridiane, wie wir sie heute kennen. Ab da war die neu erstandene Akupunktur eine »traditionelle chinesische Heilmethode« - und schon fing sie an zu wirken und wurde zum Exportschlager.

> Soja gilt als uralte Kulturpflanze in China. Seit wann wird sie dort angebaut?

A

## Wirkt Akupunktur überhaupt?

Gut wirkt sie, die Akupunktur, sogar besser als die schulmedizinische Behandlung. So das Ergebnis großer Studien der Berliner Charité. Geprüft wurden Arthrose-, Rücken- und Kopfschmerzen. Aber die Studien ergaben auch etwas reichlich Irritierendes: Genauso gut wie die professionelle Akupunktur erwies sich eine Scheinakupunktur, also das beliebige Nadeln durch einen Laien. Im Klartext: Akupunktur hilft bei Schmerzen. Da es jedoch gleichgültig ist, wo die Nadeln angesetzt werden, handelt es sich ganz offensichtlich um einen Placeboeffekt.

Dieses erhellende Ergebnis wurde unlängst übertroffen durch eine viel beachtete Studie aus dem Mutterland der Akupunktur, aus China: In den Genuss einer Behandlung kamen Frauen mit Fruchtbarkeitsproblemen. Diesmal wurden mit einer Schein(!)akupunktur signifikant mehr Patientinnen schwanger als mit echter Akupunktur durch geschultes Personal. Demnach ist - bei Frauen, die guter Hoffnung zu sein hoffen - gut gemachter Pfusch noch wirksamer als ein Placebo. Nirgendwo offenbart sich das Wesen der ärztlichen Kunst deutlicher als hier. Am besten wirken immer noch der weiße Kittel und eine geheimnisvolle Fachsprache. Eine spezielle Tracht und das Murmeln lateinischer oder chinesischer Zauberformeln sind in der heutigen Zeit so wichtig wie eh und je.

*Quellen: Witt, C. M. et al.: Akupunktur. Bundesgesundheitsblatt Gesundheitsforschung Gesundheitsschutz 2006; 49: 736-742; So, E. W. S. et al.: A randomized double blind comparison of real and placebo acupuncture in IVF treatment. Human Reproduction 2009; 24: 341-348*

> Wie wurde die traditionelle chinesische Medizin (TCM) im Westen populär?

## Sind AFA-Algen eine sinnvolle Nahrungsergänzung?

Wenn man der Werbung glauben will, gibt es kaum eine Krankheit oder Befindlichkeitsstörung, die nicht mit AFA-Algen (Blaualgen) behandelt werden könnte. Ganz gleich, ob Alter, Amalgamvergiftung, Alzheimer oder Arthrose: Mit Algen lässt sich's richten. Fragt man allerdings Professor Daniel Dietrich, Umwelttoxikologe an der Universität Konstanz, sieht die Sache anders aus: Dietrich hatte 16 handelsübliche Blaualgenpräparate aus Deutschland und der Schweiz untersucht und in zehn Präparaten erhöhte Gehalte an Algengiften (Microcystinen) nachgewiesen. Sie überschritten den Richtwert von 1 Mikrogramm pro Gramm. Dieser Richtwert geht davon aus, dass täglich nur 2 Gramm davon geschluckt werden – bei gesundheitsbewussten Verbrauchern dürfte es allerdings deutlich mehr sein.

*Quelle: Dietrich, D., Höger, S.: Guidance values for microcystins in water and cyanobacterial supplement products (blue-green algal supplements): a reasonable or misguided approach? Toxicology and Applied Pharmacology 2005; 203: 273-289*

> Was sind Schwanzlutscherpillen?

## Was bewirken Algengifte?

Microcystine wirken etwa so wie Knollenblätterpilze. Bei chronischer Zufuhr kleiner Mengen sind vor allem Leberschäden bzw. Leberkrebs zu erwarten. Allerdings ist es schwierig, die exakten Folgen anzugeben, da es viele Algengifte gibt und Konsumalgen ja nicht in reinen Monokulturen im Labor erzeugt, sondern industriell aus Seen geerntet werden. Darin sind oft ganz unterschiedliche Algenarten miteinander vergesellschaftet. Deshalb ist es durchaus möglich, dass auch einmal unerwartete Stoffe in den Präparaten auftauchen.

Zwar bilden die AFA-Algen vermutlich selbst keine Microcystine, aber die gleichzeitig auftretende *Mycrocystis aeruginosa*-Alge ist ein fleißiger Giftproduzent. Dieser Giftigkeit stehen laut Professor Daniel Dietrich keine positiven Wirkungen entgegen. Dietrich sorgt sich dabei vor allem um die Kinder, denen solche Präparate Tag für Tag von besorgten Müttern als »Gedeihhilfe« verabreicht werden.

*Quelle: Engeli, B.: Annex zur SKLM-Stellungnahme »Microcystine in Algenprodukten zur Nahrungsergänzung« vom 28.9.05*

> Warum isst man vom **Rhabarber** nur die Stängel?

A

## Macht **Alkohol** dick?

Na klar, werden Ihnen die Ernährungsexperten vorrechnen, schließlich enthält 1 Gramm Alkohol stolze 7,1 Kilokalorien an Energie. So weit die Theorie. In der Praxis hat die übliche Alkoholzufuhr auf das Gewicht von Männern jedoch keinerlei Einfluss. Frauen mit mäßigem Alkoholkonsum sind sogar durchweg schlanker als Abstinenzlerinnen. Noch eindeutiger ist die Lage bei Alkoholikern: Statt allmählich zu verfetten, wirken sie in der Regel eher hager. Seither sucht die Fachwelt verzweifelt nach den »missing calories«, wie sie in der Fachsprache genannt werden.

Die Behauptung, Alkohol mache dick, ist reine Propaganda. Denn Studien sprechen eher für das Gegenteil: Etwas Alkohol senkt die Stresshormone im Blut, dadurch wird eine cortisolbedingte Gewichtszunahme gebremst. Deshalb trinken die meisten Menschen ihr Bierchen oder ihr Viertele Wein am Abend, weil es ihnen hilft, nach dem Stress wieder »runterzukommen« und sich zu entspannen.

*Quellen: Lands, W. E. M. et al: The case of the missing calories. American Journal of Clinical Nutrition 1991; 54: 47-48; Suter, P. M.: Is alcohol consumption a risk factor for weight gain and obesity? Critical Reviews in Clinical Laboratory Sciences 2005; 42: 197-227*

> Hilfe, mein Mann bekommt einen **Bierbauch**! Warum lässt er sich so gehen?

## Gibt es in freier Wildbahn auch Alkoholiker?

Viel schlimmer: Es gibt Tiere, die sich ausschließlich alkoholischen Getränken hingeben. Ein besonderes Näschen für Promille hat das in Malaysia heimische Federschwanz-Spitzhörnchen, auch Saufhörnchen genannt. Der notorische Trinker ernährt sich fast ausschließlich vom vergorenen Nektar der Bertampalme. Dieser Nektar enthält mit fast 4 Volumenprozent die höchste Alkoholmenge, die in freier Wildbahn gemessen wurde. Obwohl die Tiere nachts mehr als zwei Stunden in ihrer Wipfelkneipe frisch gezapften Palmwein picheln und auch tagsüber an den Blütenständen nuckeln (»Spiegeltrinker«), zeigen sie keinerlei Anzeichen von Rausch – abgesehen von ihren rötlich schimmernden Säufernäschen. Trittsicher klettern sie durch die Blütenstände, ohne dabei die Contenance zu verlieren. »Eigentlich«, so wunderte sich ein Hörnchenspanner, »müssten die Tiere jede dritte Nacht besoffen sein.« Aber sie scheinen dabei prächtig zu gedeihen …

> Konsumieren Wildtiere auch Drogen?

A

## Gibt es Menschen, die deutlich rascher altern als andere?

Ja, so etwas gibt es, wenn auch selten. Progerie (wörtlich: »frühes Altern«), auch als Hutchinson-Gilford-Syndrom bezeichnet, ist eine Erbkrankheit, von der rund eines von acht Millionen Neugeborenen betroffen ist. Progerie führt dazu, dass diese Kinder wie im Zeitraffer altern. Schon im Grundschulalter sehen sie aus wie kleine Greise: Ihre Haut wird trocken und runzlig, die Haare fallen aus, sie klagen über Rheuma, Herz- und Gelenkprobleme. Nur ihr Verstand bleibt von der Erkrankung unbeeinflusst, und die Kinder wissen, dass ihr Leben schnell vergeht: Mit etwa 13 Jahren versterben die meisten als Greise. Todesursache ist in der Regel Herzinfarkt oder Schlaganfall.
Eine Therapie gibt es bisher nicht, doch es werden inzwischen allerlei Chemikalien an Mäusen erprobt. Auch wenn die Progerie selten ist, so ist die Medizin hinter diesen Kindern her wie der Teufel hinter der armen Seele. Denn sollte es mit einem Medikament gelingen, ihren Alterungsprozess auch nur ein wenig zu verlangsamen, werden sich Millionen Menschen darum reißen.

*Quelle: Merideth, M. A. et al.: Phenotype and course of Hutchinson-Gilford Progeria Syndrome. New England Journal of Medicine 2008; 358: 592-604*

> Warum bleiben manche Menschen länger jung als andere?

## Woraus besteht Analogkäse wirklich?

Hergestellt werden die Käseimitate kurioserweise aus Milch. Die Molkereien wollten die zeitraubende und arbeitsintensive Käseherstellung mit Säuern, Laben, Brennen, Salzen und Reifen umgehen: Mit der geschickten Kombination von Milcheiweiß, modifizierter Stärke, Schmelzsalzen und Pflanzenfett, mit einem Spritzer Farbe und einem Schuss Aroma war es möglich, in einem einzigen Arbeitsgang »Käse« zusammenzurühren. Alsbald gelang es, den Kunstkäse überall dort auf den Markt zu bringen, wo er von einer Kennzeichnung befreit war. Diese sogenannten Cheese Analogues - daher der verunglückte deutsche Name - gehören heute zum festen Besitzstand von Betriebskantinen und Gefängnissen, von Restaurants und Krankenhäusern, ganz gleich, ob uns die Speisekarte mit schwäbischen Kässpätzle, überbackenem Brokkoli (»vegetarisch«) oder Schafskäse im griechischen Hirtensalat droht.

*Quelle: Pollmer, U.: Milch: Nur der Schein ist wirklich rein. EU.L.E.n-Spiegel - Wissenschaftlicher Informationsdienst des Europäischen Institutes für Lebensmittel- und Ernährungswissenschaften e. V. 2009; H.2: 3-20*

A

> Wird auch Milch gepanscht?

## Seit wann essen wir sogenannten Analogkäse?

Wir essen Analogkäse seit rund drei Jahrzehnten. Anfangs war es weniger der Preisvorteil, der seine Entwicklung vorantrieb, sondern vielmehr die Wünsche der Verarbeiter. Sie hofften auf eine bessere Rieselfähigkeit zur leichteren Dosierung von vorgeraspelter Ware oder auf die optimale Pizza-Fädigkeit beim Verzehr.

Selbstbewusst priesen die Molkereien ihre Kunst-Cheddars und Pseudo-Mozzarellas als Hightech-Produkte an, die dem Original in vieler Hinsicht überlegen seien. Schnell lernte die Branche diese Vorteile zu schätzen. Umso mehr, als die Imitate aus billigem Pflanzenfett alsbald halfen, die Kosten zu drücken. Inzwischen wird die »gesunde Ernährung« die wichtigste Triebkraft beim Panschen von Lebensmitteln. Da bei Warentests zunehmend die Lebensmittelampel als Maßstab zugrunde gelegt wird, schneiden reell hergestellte Lebensmittel fast immer schlechter ab.

> Hilft die Lebensmittelampel beim Einkauf?

## Macht Anti-Aging jünger?

Dass Anti-Aging-Produkte den fundamentalen Alterungsprozess tatsächlich stoppen oder gar umkehren können, ist so unrealistisch wie der Bau eines Perpetuum mobile. Altern ist ein Naturgesetz, dem alle Materie unterworfen ist, sei sie belebt oder unbelebt: Felsen zerbröseln, Eisen rostet, Menschen kriegen Falten. Dagegen sollen nun allerlei Rostschutzmittel wie Vitamine oder Feuchtigkeitscremes helfen - aber Altern ist nicht ein Mangel an Feuchtigkeit oder Wunderpillen. Wenn Frau K. aus P. dennoch jubelt: »Seit ich XY verwende, fühle ich mich täglich jünger!«, wollen wir ihr nicht widersprechen. Wer für Anti-Aging ein Haufen Geld bezahlt, sieht zwar biologisch noch genauso alt aus, mag sich aber jünger fühlen.
Natürlich gibt es auch allerlei Erprobtes und Bewährtes: Man denke nur an Haarfärbemittel gegen ergrautes Fell, an Botox-Spritzen gegen Falten oder Pflaster gegen Hühneraugen. Dazu kommt das weite Feld der Ersatzteile. Die sind eine prima Sache, aber sie machen nicht jünger, sondern unterstützen lediglich eingeschränkte Körperfunktionen durch Hilfsmittel wie dritte Zähne, Hörgeräte, Brillen oder Herzschrittmacher.
*Quelle: Hayflick, L.: How and why we age. Experimental Gerontology 1998; 33: 639-653*

> Ist ewige Jugend eine schlimme Krankheit?



## Was sind die populärsten Anti-Aging-Mittel?

Der Altmeister der Altersforschung, Leonard Hayflick, nahm kein Blatt vor den Mund, als er die Anti-Aging-Branche als das »zweitälteste [Gewerbe] der Welt« verspottete, das »viel mit dem ältesten teilt«. Doch trotz dieser Nähe zur Prostitution darf das Handwerk der Huren als das redlichere angesehen werden. Im Lauf der Zeit gewandelt haben sich jedoch die Vorstellungen des Publikums darüber, was ihm wieder jugendliche Spannkraft verleiht. Zu den bewährtesten Therapien gehörte früher für Damen das Aufsuchen von Altweibermühlen und für Herren der Beischlaf mit Jungfrauen. Herrschte daran Mangel, griff man wahlweise zu Einhornpulver oder weckte die Säfte mit Ochsenurin und Vogelmist, so die Verbrauchertipps längst verflossener Zeiten. Oder man empfahl der Kundschaft gleich Sitzbäder in Jauche. Noch um 1900 schluckten die Freunde ewiger Jugend täglich Arsen.

Heute setzen Fans der »Anti-Aging-Medizin« auf nicht minder fantasievolle Ideen wie Affenhodenextrakte, Vitaminpillen oder dubiose Hormoncocktails. Bei diesem Geschäft will die Lebensmittelindustrie natürlich nicht außen vor bleiben und offeriert hilfsweise Hautstraffungsmarmelade fürs Anti-Aging-Brot und dazu klostergebrautes Anti-Aging-Bier mit Salzwasser und Algenschlick. Klingt ziemlich bescheuert, aber das wusste Hayflick schon lange: »Nur wenigen [Anti-Aging-Unternehmern] [...] ist der Erfolg versagt geblieben, weil sie die Intelligenz des Publikums unterschätzt haben.« So wird es auch in Zukunft nicht an Jungbrunnen fehlen, die mit dem Geld der Narren gefüllt werden.

*Quelle: Hayflick, L.: Anti-Aging is an Oxymoron. Journals of Gerontology Series A: Biological Sciences and Medical Sciences 2004; 59: B573-578*

> Galten **Mumien** bei uns tatsächlich als Functional Food?

A

## An **apple** a day ...

... *keeps the doctor away*? Vergessen Sie's! Wie langweilig und lustlos. Der britische National Health Service (NHS) hat eine erheblich reizvollere Version des frugalen Mottos auf Lager. In einer Schrift für Teenager empfiehlt der Gesundheitsdienst »regelmäßigen Sex«, um die Herzgesundheit der Halbstarken zu verbessern. Originalzitat der Behörde: »An orgasm a day keeps the doctor away.« Die Einsicht selbst allerdings ist deutlich älter. Sie stammt aus dem Mund einer ebenso klugen wie attraktiven Frau: Mae West, der *Femme fatale* des Schwarz-Weiß-Kinos.

*Quelle: New Scientist vom 18.7.09, S. 10*

> Was sind die besten Rezepte für ein langes Leben?

## Wie umweltfreundlich ist die »grüne« **Aquakultur**?

Die grüne Aquakultur ist eine Art Joint Venture zwischen Tilapienzucht und Shrimpsmast, bei dem ökologische Kreisläufe genutzt werden. In Südostasien hat die Mast von Shrimps durch einen neuen Krankheitserreger *(Vibrio harveyi)* schwer gelitten - vermutlich eine Folge der oft ungeeigneten Haltungsbedingungen. Inzwischen wurde das Problem gelöst: Es zeigte sich, dass Tilapien (Buntbarsche) Wunder wirken. Seither hängt man einfach

Käfige mit Tilapien in die Shrimpsteiche. Ihre Fäkalien halten den Krankheitserreger in Schach. Zudem sorgen die Tilapien für eine bessere Wasserqualität, weil sie sich von Shrimpskot und herumschwirrendem Shrimpsfutter ernähren. Das verbessert die Ökobilanz und vermindert den Einsatz von Medikamenten.
> Sind Fische aus Mastanlagen hygienischer als Wildfänge?

## Was hilft bei aufgestautem Ärger?

Versuchen Sie, das Drehen der Gedanken im Kopf zu bremsen. Vielfach wird dafür Meditation, Yoga oder Ähnliches empfohlen. Aber dem Verzweifelten fehlt dafür meist die Ruhe - und nicht selten die Zeit und oft genug der Nerv, diese Methoden tagtäglich auch umzusetzen. Andererseits wiegen die eigenen Gedanken manchmal schwerer als die Umstände, denen man ausgeliefert ist.

Eine einfache und bewährte Methode, um dem Fluss der zerstörerischen Gedanken zu entkommen, besteht darin, sich kurz zur Ordnung zu rufen, sich hinzusetzen und sich langsam mit hellem, weißem Licht zu fluten. Lassen Sie es von oben durch Ihren Kopf und durch Ihren Körper fließen, spülen Sie Schritt für Schritt den ganzen alten, dunklen Mist raus. Der mag zur Läuterung ins glühende Magma im Erdinneren abfließen. Wenn Sie sich innerlich hell fühlen - und das Gefühl tritt innerhalb weniger Minuten ein -, dann gehen Sie wieder den Dingen nach, die Sie eigentlich denken, fühlen oder tun wollten. Falls bei massivem Druck die Gedanken immer wieder kommen, wiederholen Sie die Übung im Bedarfsfalle einfach. Sie ist kein Wundermittel, aber eine ganz brauchbare Krücke, um wieder gehen zu lernen.
> Wie hilfreich sind Psychologen bei Katastrophen?



## Was zeichnet einen guten Arzt aus?

Menschen gehen in aller Regel zum Arzt, weil sie an sich Symptome beobachten, die ihnen Angst machen. Der Arzt befragt zunächst den Patienten, nutzt dann komplizierte Diagnosegeräte und urteilt in einer lateinischen Geheimsprache. Dabei sollte er immer ruhig, besonnen und konzentriert wirken. Ab jetzt übernimmt der Schamane im weißen Kittel die Verantwortung für die Krankheit. Der Patient wird entlastet, seine Angst schwindet, das Immunsystem kriegt wieder Luft. Das Stresshormon Cortisol sinkt, und die Heilung kann beginnen. Die allermeisten Beschwerden – und das weiß jeder erfahrene Arzt – heilen ganz von alleine, wenn man den Heilungsprozess nicht durch ärztliches Tun behindert. Dabei unterscheidet der kundige Mediziner zwei Typen von Patienten: die einen, die die Sorge um ihren Körper schnell los sein wollen, damit sie wieder ihr Leben leben können, und die anderen, die tatkräftig selbst gegen den inneren Feind ankämpfen möchten. Erstere kriegen ein Rezept, bei dem sie dreimal am Tag ihre 8 Tropfen auf nüchternen Magen einnehmen sollen (damit sie ihre Krankheit nicht ganz vergessen); die anderen brauchen eine spezielle Kräutermischung, die sie gegen Mitternacht mit heißem Wasser überbrühen, um anschließend die heilenden Dämpfe zu inhalieren.

> Wo nutzt die Pharmaindustrie den Placebo-Effekt?

A

## Sollte man Ärzte meiden, deren Türschild kein »Dr. med.« ziert?

Im Gegenteil, sie sind vermutlich nur ehrlicher als ihre Kollegen. Acht von zehn Medizinern in Deutschland verlassen die Uni mit einem »Dr. med.«, weil er gesellschaftliche Anerkennung bedeutet. Zu Unrecht, denn die Qualität medizinischer Doktorarbeiten ist mit denen einer akademischen Ausbildung wie Maschinenbau, Landwirtschaft und Tiermedizin in keiner Weise vergleichbar – der Wissenschaftsrat geißelt dies denn auch als »Türschildforschung«. Während echte Doktorarbeiten in der Regel mindestens zwei, möglichst drei Jahre intensiver Arbeit erfordern, stößt man an den Schwarzen Brettern in der Medizinischen Fakultät immer wieder auf Aushänge wie: »Haben Sie sechs Wochen Zeit? Schreiben Sie Ihre Doktorarbeit bei uns!« oder: »In drei Monaten zum Dr. med.«.

Das ist auch dem Wissenschaftsrat nicht verborgen geblieben: »Der Erkenntnisgewinn dieser wissenschaftlich oft sehr wenig fundierten Arbeiten ist meist gering ...« Konsequenterweise verweigert der European Research Council (ERC) deutschen Dr. meds. auch die Forschungsgelder. Damit wenigstens das Türschild glänzt und auch weiterhin die Kundschaft beeindruckt, soll ihnen mit dem Bestehen der Prüfung automatisch der Titel eines »Medizinischen Doktors« verliehen werden. Wer lieber von einem echten

Doktor mit ärztlicher Ausbildung behandelt werden will, wird wohl einen Tierarzt seines Vertrauens konsultieren müssen - dessen Dr. vet. med. ist keine Mogelpackung.

*Quelle: Wissenschaftsrat bemängelt Qualität des »Dr. med.«. Pressemeldung des Deutschen Hochschulrats vom 30.6.09*

> Haben es **Privatpatienten** besser als Kassenpatienten?

## Wann kommt die »athletische Triade« im Schulsport?

Hoffentlich niemals, denn dabei handelt es sich nicht etwa um Dreisprung, sondern um ein unheiliges Dreigestirn aus Magersucht, ausbleibender Periode (Amenorrhoe) und Osteoporose. Betroffen sind vor allem Sportlerinnen aus ästhetischen Sportarten wie Bodenturnen und Ballett oder Ausdauerdisziplinen wie Langstreckenlauf. Diese Sportlerinnen hungern sich auf ein Körpergewicht hinunter, bei dem der Fettanteil im Verhältnis zur Muskelmasse so gering ist, dass die Menstruation aussetzt - der Körper wäre nicht mehr in der Lage, eine Schwangerschaft durchzustehen, und schiebt daher einen Riegel vor. Und da aufgrund des fehlenden Fettanteils zu wenig Östrogen produziert wird, werden schon in jungen Jahren die Knochen morsch. Sämtlichen Sportärzten sind diese Zusammenhänge schon seit Langem bekannt. Aber sie fordern nicht etwa einen Trainingsplan, der die Gesundheit ihrer Schutzbefohlenen auch tatsächlich schützt, sondern raten stattdessen »wegen der Gefahr der Entwicklung einer [...] Osteoporose zu einer [hormonellen] Substitution«.

*Quelle: Goodman, L. R., Warren, M. P.: The female athlete and menstrual function. Current Opinion in Obstetrics and Gynecology 2005; 17: 446-470*

> Kann ich der **Osteoporose** vorbeugen?



## Macht Ausdauersport an der frischen Luft ältere Menschen fitter?

Denkste! Eine Studie des Max-Planck-Instituts für Psychiatrie in München verglich Marathonläufer jenseits der 50 mit gleichaltrigen Sportmuffeln. Verblüffenderweise schnitten Marathonläufer trotz der vielen frischen Luft bei Gedächtnistests signifikant schlechter ab als die Unsportlichen. Die Leiterin

der Untersuchung, Isabella Heuser, vermutet bei den Ausdauersportlern einen schnelleren Alterungsprozess des Gehirns. Denn wer sich ständig bis an die Grenzen seiner Kraft quält, setzt seinen Körper auch ständig massivem Stress aus. So war der Cortisolspiegel der Sportlergruppe denn auch erhöht. Und dass eine hohe Cortisolfracht dem Gedächtnis schadet, ist altbekannt. Denksport und Ausdauersport sind nun mal wie Feuer und Wasser.
*Quellen: Heuser, I.J. et al.: Hypothalamic-pituitary-adrenal axis function in elderly endurance athletes. Journal of Clinical Endocrinology and Metabolism 1991; 73: 485-488; Meermann, H.: Gedächtnisstörungen bei älteren Marathonläufern. MPG-Spiegel, April 1995*
> Leben Sportler länger als Couch-Potatoes?

## Ist Ayurveda heilsamer als unsere Schulmedizin?

A

Ayurveda, das uralte traditionelle medizinische Lehrgebäude aus Indien, ist unserer Medizin in einem Punkt klar überlegen: Es schert nicht alle Menschen über einen Kamm, sondern beurteilt zuerst die Konstitution des Patienten - eine unabdingbare Voraussetzung für eine rationale Therapie. Dabei dürfen wir nicht vergessen, dass alle alten Medizinsysteme sich primär mit der Bekämpfung von Parasiten wie Läusen, Bandwürmern und Leberegeln befassen. Diese stellen für alle Gesellschaften, die nicht über Kanalisation, sauberes Trinkwasser und Fleischbeschau verfügen, die größte Bedrohung für Leib und Leben dar. Deshalb sind drastische Heilmittel nichts Ungewöhnliches - egal, ob Giftpflanzen oder Schwermetalle.
Die Vorstellung vieler Westler, man könne in 500 Jahre alten Manuskripten die ultimative Wahrheit für unsere Neuzeit-Malaisen wie Rheuma oder Alzheimer finden, ist irreal. Jedes medizinische System muss sich den jeweiligen Herausforderungen der Zeit stellen. Ayurvedische Ärzte sind weniger aufgrund ihrer »traditionellen Heilverfahren« erfolgreich, auch wenn der Hinweis auf jahrtausendealte Traditionen das Vertrauen des Patienten stärkt und damit den Heilerfolg befördert. Sie sind aufgrund des Anpassens der Praxis an die aktuellen Krankheitsbilder erfolgreich. Natürlich gibt es überall allgemeingültige Aussagen, die stets richtig waren. Dazu gehört die ayurvedische Vorstellung, dass der Körper seine Bedürfnisse in aller Regel durch den Appetit auf bestimmte Speisen sehr gut selbst regulieren kann.
> Warum war die Homöopathie ein großer medizinischer Fortschritt?

## Macht knappe Bekleidung schlank?

Theoretisch allemal. Denn Kleidung dient dazu, Wärmeverluste - sprich Kalorienverluste - Ihres Körpers zu vermeiden. Je besser Sie eingemummelt sind, desto mehr Energie bewahren Sie. Wer hingegen knapp bekleidet herumläuft, verliert vor allem in der kalten Jahreszeit jede Menge Kalorien. Kleidung und Umgebungstemperatur haben gewöhnlich einen größeren Einfluss auf die Kalorienbilanz als Bewegung. Denn Ihren Luxuskörper auf stolze 37 °C aufzuheizen schluckt reichlich Energie.

Wer bisher daran geglaubt hat, dass man durch Planung der Energiebilanz - also durch Diäten und viel Bewegung - schlank wird, kann nun ein neues Ziel ins Auge fassen. Es würde genügen, im Winter splitternackt durch den Stadtpark zu spazieren und gelegentlich durch den Schnee zu kugeln. Da verdampft die Körperwärme, sprich die Kalorie, ohne dass wir hungern müssten oder aus der Puste kämen. Um also den Ratschlag im Sinne der herrschenden Ernährungsideologie abzurunden: Nur wer die Zähne zusammenbeißt und eisern friert, darf auf eine Bikinifigur hoffen. Alle anderen kriegen eine Gänsehaut und flüchten schnell unter die warme Dusche.

> Sind Warmduscher unsportlich?

B

## Was um Gottes willen ist eine Bibel-Diät?

Ein faszinierend bigotter Trend auf dem Abspeckmarkt, der - Sie haben es erraten! - aus den USA zu uns herüberschwappt. Nirgends kommt die innige Verquickung zwischen Gesundheit und Glauben besser zum Ausdruck als in Buchtiteln wie: »Diät des Herrn«, »Gottes Antwort auf Fett« oder: »Ich betete mich dünn«. In den USA ist die Bibel-Diät, eloquent unterstützt von Ernährungs- und Fitnesspredigern, seit einigen Jahren *der* Renner. Dabei werden die Diätgläubigen aufgefordert, sich jedes Mal, bevor sie sich irgendetwas in den Mund stecken, zu fragen: »Würde Jesus das essen?«

Doch diese Frage beantworten sie lieber nicht - denn Jesus sättigte die Seinen nicht mit Mungbohnensprossen, Magerquark oder Muckefuck. Wenn's ums Essen ging, gab es damals Brot und Fisch, oder auch Milch, wilden Honig und gebratene Heuschrecken. Und er trank dazu Wein. Wasser nahm man laut Bibeltext lieber zum Füßewaschen (Johannes 2, 6).

> Was hielt Jesus von »gesunder Ernährung«?

## Wozu brauchen Christen eine Bibel-Diät?

Der amerikanische Diätapostel Stephen Arterburn stellt klar, dass eine Bibel-Diät nichts mit Eitelkeit zu tun habe: »Wir machen das nicht, um in den Spiegel zu schauen und attraktiver auszusehen. Wir tun es, damit die Leute Jesus sehen, wenn sie uns anschauen.« Und Jesus war natürlich rank und schlank, oder können Sie sich einen feisten Sohn Gottes vorstellen? Damit auch hiesige Christen in den Genuss der fettarmen Botschaft kommen, hat Franziskus von Ritter-Groenensteyn endlich eine deutsche »Bibel-Diät« vorgelegt: Er verspricht uns ein »Abspeckprogramm für die Seele« - mit appetitlichen Gebeten gegen verführerische Esssünden. Das Titelbild des Ratgebers zeigt inmitten von Obst und Gemüse eine aufgeschlagene Bibel: das »Buch der Bücher« endlich als »Kochbuch der Kochbücher« - ach was: als Diätpostille!
*Quelle: Von Ritter-Groenensteyn, F.: Die Bibel-Diät für Leib & Seele: Gesund fasten und abnehmen mit der Bibel. St.-Benno-Verlag, Leipzig 2008*

> Was bringt Fasten?

B

## Hilfe, mein Mann bekommt einen Bierbauch! Warum lässt er sich so gehen?

Das Bäuchlein kommt meist dann, wenn der Herr Vater wird. Zwar scheint die Antwort, warum Junggesellen schlank und Väter dick sind, banal: Der Junggeselle schaut in den Kühlschrank, findet nichts Appetitliches und geht ins Bett. Der Ehemann schaut erst ins Bett und geht dann doch lieber an den Kühlschrank. Nein, es ist alles ganz, ganz anders: Da sich Männer tendenziell eher für junge Frauen interessieren als für neugeborene Scheißerchen, zieht Mutter Natur die Notbremse. Um den Zeitpunkt der Geburt ändert sich der Hormonspiegel beim Vater: Sein Testosteron sinkt in den Keller. Und was passiert, wenn man einen Hahn kastriert? Es ändert sich die Fettverteilung. Daher der Bierbauch. Der Herr wird häuslich und kümmert sich lieber um die eigene Brut. Falls ihn seine Gattin jedoch auffordert, endlich Light-Limo zu schlürfen und um den Block zu joggen, weil er sich gehen ließe, dann kann es natürlich schon sein, dass sich der Liebste im Outdoor-Bereich nach etwas Besserem umsieht und hin und wieder »auswärts isst«.

> Seit ich mit meinem Lover zusammenwohne, habe ich vier Kilo zugenommen. Warum?

## Was verstehen Jugendliche unter einer Biotonne?

Einen Vegetarier bzw. eine Vegetarierin. Keine Ahnung, wie sie auf diese Idee gekommen sind ...

> Warum ist Bio nichts für Vegetarier?

## Was verursacht Blähungen?

Jeder Mensch (und jedes Vieh), das atmet und isst, hat auch Blähungen - der Mediziner spricht von Flatulenz, der Volksmund nennt es Furzen. Zu den besonders starken Gasproduzenten gehören Gemüsesorten wie Kohl, Zwiebeln und Hülsenfrüchte. Sie enthalten bestimmte Kohlenhydrate wie die Stachyose, die wir nicht verdauen können, da uns im Dünndarm die passenden Enzyme fehlen. Über dieses unverhoffte Nahrungsangebot macht sich dann die Darmflora im Dickdarm her und setzt dabei die üblen Gase frei. Da jeder von uns seine ganz eigene Darmflora hat und seine Nahrung ein wenig anders verstoffwechselt, ist die Mischung von Darmgasen - vor allem Methan und Wasserstoff, gewürzt mit allerlei stark riechenden Schwefelverbindungen - individuell verschieden: Jeder Mensch hat eine einmalige »Duftnote«, die ähnlich charakteristisch ist wie sein Fingerabdruck.

> Was sind Nonnenfürzle?



## Sind Blähungen bedenklich?

Womöglich für den guten Ruf. So überlegte der berühmte Entdecker des Blitzableiters, Benjamin Franklin, denn auch ganz praktisch, man müsste »ein Medikament entdecken, das man in unsere gewöhnliche Nahrung [...] mischen kann und das den natürlichen Ausstoß von Winden aus unserem Körper nicht nur harmlos macht, sondern ihnen überdies einen Parfümduft verleiht«. Für Haustiere gibt es inzwischen Futterzusätze, die den Gestank vermindern - ein kluger Marketingschachzug derer, die Haustierfutter anzubieten haben.

Aber Blähungen können auch ernstere Folgen haben. Auf das Problem explosiver Darmgase bei Darm-OPs sind wir ja schon in *Wer gesund isst, stirbt früher* (BLV Buchverlag, München 2008) eingegangen, aber auch die Kampfpiloten im Zweiten Weltkrieg hatten damit so ihre Scherereien – je höher sie aufstiegen, desto schlimmer wurden ihre Bauchkrämpfe. Wie aus dem Physikunterricht bekannt, dehnen sich Gase in großer Höhe aus. Die US Air Force verbannte deshalb Bohnen, Linsen & Co. vom Speiseplan, während die Piloten der Deutschen Luftwaffe weiterhin Sauerkraut mampften. Heute ist es die Astronautenkost, die den Verantwortlichen Kopfzerbrechen bereitet. Denn in der Raumkapsel muss nicht nur der steigende Kohlendioxidgehalt berücksichtigt werden, sondern auch der flatulenzbedingte Anstieg von leicht entflammbaren Gasen wie Methan und Wasserstoff. Brokkoliauflauf oder Zwiebelkuchen sind daher im All absolut tabu.

> Haben Kunstfurzer einen Vogel?

## Woher weiß man eigentlich, dass Salz den Blutdruck erhöht?

B

Als Kardinalbeweis gilt die berühmt-berüchtigte Intersalt-Studie. Bereits vor 30 Jahren haben Forscher den Salzkonsum und Blutdruck bei 10 000 Menschen aus 32 Ländern gemessen. Zehn Jahre später legten sie dann ihre Studie vor und verkündeten, den erhofften Zusammenhang zwischen Salz und Blutdruck endlich bewiesen zu haben.

Bei genauer Betrachtung ist es eher ein Lehrstück für den manipulativen Einsatz von Statistik als eine wissenschaftliche Arbeit. Der Trick lag darin, eine exotische Gruppe einzubeziehen, die das Ergebnis auf den Kopf stellte. Ansonsten ergab sich in allen Zivilisationen dieser Welt der gleiche Trend: Je mehr Salz die Völker aßen, desto niedriger ihr Blutdruck. Also genau das Gegenteil dessen, was die Autoren behauptet hatten. Die Exoten waren Volksgruppen im Amazonasregenwald, in Kenia und auf Neuguinea, die noch ihre ursprüngliche Lebensweise praktizierten; zum Teil hatten sie einen so niedrigen Blutdruck (Yanomami-Indianer: 95/61 mm Hg), dass jeder westliche Arzt sie sofort an den Tropf hängen würde. Damit wurde die Statistik aufgehübscht und das Ergebnis verdreht. Es bleibt dabei: Salz ist lebensnotwendig.

*Quelle: Intersalt Cooperative Research Group: Intersalt: an international study of electrolyte excretion and blood pressure. Results for 24 hour urinary sodium and potassium excretion. British Medical Journal 1988; 297: 319–328*

> Kann Salzersatz auch schaden?

## Was versteht man unter »blutendem Brot«?

Den Befall von Brot mit Bakterien *(Monas prodigiosa)*, die rote, an Blutstropfen erinnernde Kolonien bilden. An sich ist dieser Keim ziemlich harmlos, dennoch hat er im christlichen Abendland mehr Menschenleben gekostet als viele andere gefürchtete Krankheitserreger. Hostien - Oblaten aus ungesäuertem Weizenmehl -, die im 12. Jahrhundert in die katholische Messfeier eingeführt wurden, wurden besonders gern von diesen Bakterien besiedelt. Und eine blutende Hostie, das war der blutende Leib Christi, den die Juden erst gefoltert und dann ans Kreuz geschlagen hatten. Der Vorwurf der Hostienschändung führte jahrhundertelang immer wieder zu Pogromen fanatischer Christen an ihren jüdischen Mitbürgern. »Die Einfalt und Leichtgläubigkeit der Menschen wird nur von ihrer Grausamkeit und Intoleranz gegenüber Andersgläubigen übertroffen«, stellte der französische Philosoph Voltaire resigniert fest.
*Quelle: Winkle, S.: Geißeln der Menschheit. Artemis & Winkler, Düsseldorf 1997*
> Bringt Aberglaube Unglück?

B

## Welches Brainfood ist das beste?

Wenn Sie zu einer Tafel Schokolade oder zur Limoflasche greifen, geht das völlig in Ordnung. Auch Kartoffelbrei oder Marmeladenbrötchen sind erste Wahl für den Denksportler. Die eine Sorte Speisen enthält reichlich Zucker, die andere viel Stärke. Bei der Verdauung wird aus beiden Traubenzucker freigesetzt. Und das ist nun mal das Einzige, was unsere Hirnzellen als Nahrung akzeptieren.
Deshalb muss der Körper seinen Zuckerspiegel so konstant halten und deshalb ist auch eine Unterzuckerung so gefährlich. Ansonsten lässt sich die Blut-Hirn-Schranke, mit der sich unser Gehirn vor unerwünschten Substanzen aus Nahrung und Nahrungsergänzungsmitteln schützt, eigentlich nur noch mit Alkohol und Koffein ein Schnippchen schlagen; beide Substanzen werden problemlos durchgelassen. Insofern dürfen Schnapspralinen, Orangenlikör und Pharisäer dem Brainfood zugeordnet werden. Ballaststoffreiche Rohkost taugt leider nicht fürs Oberstübchen. Schade eigentlich.
> Was bringt gesunde Ernährung in der Schule?

## Bringt die Selbstabtastung der **Brüste** etwas?

Schon 1999 warnte die EU: Es gibt »keine überzeugenden Beweise für die Wirksamkeit der Vorsorge mittels Selbstuntersuchung oder klinischer Brustuntersuchung«. Zwei große Studien mit insgesamt fast 400 000 Teilnehmerinnen folgten; beide kamen zum selben Ergebnis: Es bringt nichts außer Angst und Belastung. Das ist die ernüchternde Bilanz des dänischen Cochrane-Zentrums. Die Sterblichkeit durch Brustkrebs vermochte die Selbstuntersuchung nicht zu verringern, wohl aber verdoppelten sich die Gewebsentnahmen (Biopsien) aus harmlosen Brustknoten. Bevor Sie also Monat für Monat Ihre Brust auf der Suche nach einer Zeitbombe abtasten, lassen Sie doch lieber anderen das Vergnügen.
*Quellen: Köster, J. P., Götzsche, P. C.: Regular self-examination or clinical examination for early detection of breast cancer. Cochrane Database of Systematic Reviews 2003, 2. Art. No: Cd003373. EU: Empfehlungen zur Krebsvorsorge in der EU. Wien 1999*

> Leben Busengrapscher gefährlich?

B

## Gehen Ärztinnen pflichtbewusst zur **Brustkrebsvorsorge**?

Darüber, wie viele Ärztinnen an der Brustkrebsvorsorge teilnehmen, gibt es keine Daten. Bekannt wurde jedoch eine Umfrage auf einer Ärztetagung, die der Psychologe Gerd Gigerenzer schildert: Gefragt, ob sie an einem Mammografie-Screening teilnehmen würden, lehnten sämtliche Ärztinnen eine Teilnahme ab. Bei der Frage an die Herren, ob sie sich zu einer Teilnahme entscheiden würden, wären sie eine Frau, konnte sich ebenfalls keiner dazu durchringen.
Würden alle Frauen zwischen 50 und 70 regelmäßig zur Vorsorge gehen, müsste allein für die Mammografie Jahr für Jahr eine halbe Milliarde Euro aufgewendet werden. Dazu kommen weitere Ausgaben für die Abklärung der Befunde. Die fraglichen Summen wälzen die Krankenkassen wiederum auf die Versicherten ab.
*Quelle: Gigerenzer, G.: Das Einmaleins der Skepsis. Berlin-Verlag 2004*

> Warum raten Ärzte zur Früherkennung, obwohl sie selbst nicht hingehen?

## Muss **Buddha** abspecken?

Aus Sicht unserer Experten ist es an der Zeit, Gestalten, die die Ernährungserziehung unterlaufen, endlich aus dem öffentlichen Leben zu verbannen. Die Deutsche Gesellschaft für Ernährung beklagte, dass im Fernsehen von Sympathieträgern »Süßes und Fettes ohne Nährwert« konsumiert würde, ja manchmal würde sich der Tatort-Kommissar sogar ein Bierchen und eine Currywurst genehmigen. Damit werden natürlich alle Bemühungen zur Verschlankung der Nation untergraben.
Insofern wäre es an der Zeit, ernährungspolitisch unkorrekte Vorbilder wie den schwabbeligen Buddha endlich mit Light-Butter zu erleuchten. Was den rundlichen Mainzelmännchen im Werbefernsehen recht sein musste - sie wurden vor einigen Jahren aus volkserzieherischen Gründen verschlankt -, ist für einen Buddha nur billig. Vielleicht möchte sich ja eine TV-Nanny während der Fastenzeit seines Buddhafetts annehmen? Mal sehen, wann Buddhismus nur noch als »Bud light« durchgeht.
> Bringt mentales Training echte Power?

B

## Wie gesund ist der **Büroschlaf**?

Das Nickerchen hat bei uns keinen guten Ruf. Ganz anders bei unseren südländischen Nachbarn. Dort ist die Siesta ein liebevoll gepflegter Brauch, der eisern verteidigt wird. Zu Recht offenbar, denn inzwischen ist belegt, dass man auch in nördlicheren Regionen ohne erdrückende Mittagshitze anschließend aufmerksamer, produktiver und auch kreativer ist. Besonders wichtig sind solche kurzen Schlafpausen im Transportwesen, sei es bei Fernfahrern oder bei Piloten auf Langstreckenflügen, um den gefürchteten »Sekundenschlaf« zu vermeiden.
Günstig sind für viele Menschen offenbar 15 bis 20 Minuten Schlaf gegen Ende der Mittagspause, also dann, wenn die sogenannte Fressnarkose einsetzt. Wenn Ihnen um diese Zeit die Augen zuzufallen drohen, sollten Sie sich daher, wenn möglich, ein Nickerchen gönnen - wenn es sein muss, auch im Büro.
*Quelle: Brooks, A., Lack, K.: A brief afternoon nap following nocturnal sleep restriction. Which nap duration is most recuperative? Sleep 2006; 29: 831-840*
> Wozu brauchen wir eine innere Uhr?

## Wozu brauchen Frauen einen Busen?

Sicherlich zum Stillen, aber das reicht nicht als Antwort, denn bei fast allen Tieren wird das Gesäuge nur dann prall, wenn es auch Milch gibt. Ansonsten hängen die Zitzen schlaff herab. Die einleuchtendste Erklärung stammt von dem Verhaltensforscher Desmond Morris. Demnach ist ein wogender Busen ein Kompensationsgeschäft für den aufrechten Gang. Damit war nämlich das wichtigste sexuelle Merkmal der Affendamen, ihr Gesäß samt den geschwollenen Genitalien, nicht mehr auf Augenhöhe der Männer. Also wurde ihnen ein hochgehängter Ersatzpopo geboten, der sich als Schüsselreiz bis heute bewährt. Sonst hätte sich die Männerwelt wohl nie an den aufrechten Gang gewöhnt ...

*Quelle: Morris, D.: Der nackte Affe. Droemer Knaur, München 1968*

> Stellt Silicon im Busen ein Risiko für den Säugling dar?

B

## Leben Busengrapscher gefährlich?

Na klar, sie müssen jederzeit mit einer Ohrfeige rechnen. Auch das Risiko, sich Quetschungen zuzuziehen, ist nicht von der Grapschhand zu weisen, schließlich kann es ein einzelner Busen auf sagenhafte 12,7 Kilogramm Lebendgewicht bringen, so der Weltrekord nach Guinness. Glück in jeder Hinsicht hatte die junge Fledermaus, die die Hotelrezeptionistin Abbie Hawkins höchst erstaunt in ihrem BH entdeckte. Der kleine Flattermann hatte es sich offenbar des Nachts, als das gute Stück auf der Leine baumelte, im sehr geräumigen und weich gepolsterten Körbchen bequem gemacht. Beim hastigen Ankleiden übersah Abbie den blinden Passagier. Sobald er durch Abbies Körperwärme munter geworden war, versuchte er, sich aus seiner erdrückenden Lage zu befreien. Irgendwann dämmerte der jungen Rezeptionistin, dass es nicht ihr Handy war, das da vibrierte. Flugs befreite Abbie, der ob ihrer besonnenen Reaktion unsere ganze Hochachtung gehört, den kleinen Busengrapscher unter großer Anteilnahme der Hotelcrew aus seinem warmen Nest und ließ ihn frei - schließlich stehen Fledermäuse unter Naturschutz. Wahrscheinlich haben ihm seine Kumpels zu Hause kein Wort geglaubt!

*Quelle: Daily Mail Reporter: Receptionist stunned to find a baby bat in her bra. Mail online 8.7.08*

> Sind Männer Schweine?

## Kann Calcium auch die Verkalkung fördern?

Vermutlich ja. Bisher ging man davon aus, dass jegliches Calcium, das wir zu uns nehmen, an den hormonellen Regelkreisen des Körpers vorbei in die Knochen wandere, um sie wunschgemäß zu stärken. Deshalb vertrauten viele Menschen auf calciumangereicherte Lebensmittel bzw. Calciumpräparate. Aber offenbar hält sich unser Körper nicht an Verbrauchertipps und Ernährungstheorien. Stattdessen lagert er die Extraportion Calcium bevorzugt in den Blutgefäßen ab und fördert damit Verkalkung. Warnzeichen gab es schon früher, so eine deutsche Studie aus dem Jahr 2005 mit Nierenpatienten. Dort kam es innerhalb von zwei Jahren zur Verkalkung der Blutgefäße bei einer gleichzeitigen Abnahme der Knochendichte. Daraufhin wurde eine placebokontrollierte Doppelblindstudie an rund 1500 älteren Frauen durchgeführt. Ergebnis: Mit den üblichen Calciumgaben verdoppelte sich das Infarktrisiko. Verständlich, dass diese Studie angesichts eines weltweiten Marktwertes von Calciumpräparaten bzw. calciumangereicherten Lebensmitteln von etwa drei Milliarden Dollar unter Ärzten wenig Beachtung fand.
*Quellen: Bolland, M. J. et al.: Vascular events in healthy older women receiving calcium supplementation: randomised controlled trial. British Medical Journal 2008; 336: 262-266; Asmus, H. G. et al.: Two year comparison of sevelamer and calcium carbonate effects on cardiovascular calcification and bone density. Nephrology Dialysis Transplantation 2005; 20: 1653-1661*
> Wie wichtig sind die richtigen Mineralien im Mineralwasser?



## Wie kann ich dann Calciummangel verhindern?

Hier ist Entspannung angesagt: Es gibt keinen Grund für eine »calciumbewusste« Ernährung oder den Kauf calciumangereicherter Produkte. Calcium ist ein beliebter und weitverbreiteter Zusatzstoff, sei es, um verarbeitetes Gemüse (Dosen, Gläser, Tiefkühlware) bissfest zu machen, als weißer Farbstoff, als Trocknungsmittel für Früchte, als Füllstoff für Kaugummi, als Säureregulator in Quark oder Roggenbrot. Solange Sie Ihren Körper nicht mit den Gegenspielern Phosphat und Magnesium in Form von Mineralpillen zuschütten, sorgt er von selbst für das nötige Gleichgewicht.
> Was passiert mit den Eierschalen, die bei der industriellen Verarbeitung anfallen?

## Macht **Cholesterin** schlau?

Cholesterin ist neben Wasser und tierischen Fetten der Hauptbestandteil des menschlichen Gehirns: Lässt man das Wasser außen vor, liegt der Cholesteringehalt bei etwa 10 bis 20 Prozent. Aus der Framingham Heart Study wissen wir, dass ein niedriges Gesamtcholesterin im Blut zu einem schlechteren Abschneiden bei zahlreichen kognitiven Tests führt. Versuchsteilnehmer mit Cholesterinwerten im »erwünschten« Bereich (< 200 mg/dl) erzielten bei Aufgaben zu abstraktem Denken, zu Konzentration und Wortflüssigkeit signifikant schlechtere Ergebnisse als Teilnehmer mit hohen Cholesterinwerten. Auch eine Studie mit über 300 Japanern, die das 100. Lebensjahr bereits überschritten hatten, bestätigt, dass ein höheres Gesamtcholesterin mit besserer geistiger und körperlicher Fitness einhergeht.

*Quellen: Elias, K. P. et al.: Serum cholesterol and cognitive performance in the Framingham Heart Study. Psychosomatic Medicine 2005; 67: 24-30; Takayama, M., Hirose, N.: Clues to the exceptional longevity, morbidity and functional status of Tokyo-area centenarians. Nippon Rinsho 2009; 67: 1343-1347*

> Wie bewirkt Fasten »geistige Klarheit«?

## Wem nützt eine **Cola-Therapie**?

Cola, so die neuste Erkenntnis der Fachwelt, schützt vor Phytobezoaren. Regelmäßiger Konsum verhindert die Bildung dieser faustgroßen, harten Zusammenballungen aus unverdaulichem Material im Magen. Sie entstehen durch eine faserreiche Kost bei schlaffem Magen. Früher wurden Phytobezoare chirurgisch entfernt, später zur Vermeidung von OP-Narben endoskopisch zerkleinert. Dabei wurde das Schneidwerkzeug per Nasensonde in den Magen eingeführt. Als sich zeigte, dass sich Bezoare auch mit Cola auflösen lassen, wurde das Getränk per Nasenschlauch ins Bezoar injiziert. Inzwischen hat man herausgefunden, dass sich Cola auch durch Trinken in den Magen befördern lässt und prompt den Bezoar zersetzt. Diese Methode wird allerdings nur empfohlen, wenn teurere Behandlungstechniken versagen.

*Quelle: Chung, Y. W. et al.: Huge gastric diospyrobezoars successfully treated by oral intake and endoscopic injection of Coca-Cola. Digestive Liver Diseases 2006; 38: 515-517*

> Bringen Energy-Drinks verbrauchte Energie zurück?

## Was versteht man unter dem Coolidge-Effekt?

Den Spaß am Seitensprung. Der Name des Effekts geht dem Vernehmen nach auf Calvin Coolidge, der von 1923 bis 1929 amerikanischer Präsident war, und seine Frau Grace zurück.

Als die beiden zusammen eine Geflügelfarm besuchten, bewunderte Grace einen Hahn, der eifrig dabei war, eine Henne zu decken. Seine Hähne täten bis zu zwölf Mal pro Tag ihre Pflicht, erklärte ihr der Farmer stolz. »Vielleicht könnten Sie das einmal Mr. Coolidge erzählen«, meinte daraufhin die Gattin spitz. Woraufhin sich Coolidge, der die Bemerkung wohl vernommen hatte, erkundigte, ob denn jeder Hahn ständig die gleiche Henne besteige. Nein, versicherte ihm der Farmer, jeder Hahn habe einen ganzen Harem. »Vielleicht könnten Sie das einmal Mrs. Coolidge erzählen«, grinste daraufhin der Präsident.

*Quelle: Miersch, M.: Das bizarre Sexualleben der Tiere. Ein populäres Lexikon von Aal bis Zebra. Piper, München 2002*

> Sind wir von Natur aus monogam?

C

## Warum bildet der Körper Cortisol?

Weil es für ihn lebenswichtig ist. Das Hormon Cortisol beugt in Stresssituationen einer Unterzuckerung vor. Dazu fördert es die Neubildung von Glucose (Traubenzucker = Blutzucker) in der Leber. Denn unser Blutzuckerspiegel darf niemals zu stark absinken, weil unser Gehirn nun einmal nichts anderes als Zucker »frisst«. Ein Zuviel an Cortisol kann auf lange Sicht ebenso Probleme (beispielsweise Übergewicht) bewirken wie ein Zuwenig - aber zu wenig Cortisol kann durch Unterzuckerung weitaus rascher zu lebensbedrohlichen Situationen führen.

Normalerweise sinkt nach einer Stressbelastung der Cortisolspiegel wieder ab, und alles ist wieder im Lot. Bei Dauerbelastungen, anhaltendem Ärger und aussichtslosen Situationen bildet der Körper jedoch ständig Cortisol. Dadurch kommt es wie bei einer dauerhaften Einnahme von Cortison als Medikament zu einem Cushing-Syndrom: Die Menschen werden fett (Apfelform) und erkranken früher an Diabetes und Herzinfarkt. Gleichzeitig greifen die Stresshormone Knochen und Gelenke an.

> Was hilft bei Stress?

## Warum hat Cortison so einen schlechten Ruf?

Das Medikament Cortison kann seine Wirkung erst entfalten, wenn es im Körper in das Hormon Cortisol umgewandelt wird. Dann wirkt es entzündungshemmend und abschwellend und wird deshalb bei Rheuma, Asthma, Allergien, Neurodermitis, Gicht und Darmentzündungen als hoch wirksames Medikament eingesetzt.

Wenn sich eine Behandlung mit Cortison über Monate hinzieht - wie es bei Rheuma unvermeidlich ist -, kann sich ein sogenanntes Cushing-Syndrom entwickeln: Typisch sind Fettansatz am Rumpf (»Bierbauch«) sowie ein volles Gesicht (»Mondgesicht«). Nach einer anfänglichen Stimmungsaufhellung werden viele Patienten depressiv und leiden unter Lernschwierigkeiten und Gedächtnisproblemen.

> Wie funktioniert die Selbstheilung des Körpers?

C

## Was sind Cranberries?

Beeren, die mit der Blaubeere verwandt sind, die jedoch in vollreifem Zustand statt blau knallrot sind. Ursprünglich waren sie in nordamerikanischen Mooren heimisch, heute werden sie aber auch in Europa (Polen) angebaut. Sie gedeihen auf sauren, etwas sandigen Torfböden, auf denen andere Nutzpflanzen eingehen würden. Leider sind sie in Monokultur ziemlich anfällig für Krankheiten und Schädlinge. Insofern verwundert es nicht, dass Gewässer, die durch Cranberry-Plantagen fließen, mit Pflanzenschutzmitteln verseucht sind.

Die Ernte erfolgt in aller Regel im Wasser. Dazu werden die Plantagen einen Tag vor der Ernte geflutet, dann fährt man mit einer Spezialmaschine, auch Schneebesen genannt, durch das Wasser. Dabei lösen sich die Beeren von den Stielen. Da die Beeren über Luftkammern verfügen, schwimmen sie obenauf. Nun werden sie mit Schläuchen von der Oberfläche abgesaugt und zur Verarbeitung transportiert. Ab Mitte Dezember werden die Anlagen erneut überflutet. Die winterliche Eisschicht schützt die Pflanzen vor dem Erfrieren. Im Frühjahr wird das Wasser wieder abgelassen.

*Quelle: Eck, P.: The American Cranberry. Rutgers University Press, New Brunswick 1990*

> Was haben Granatäpfel mit Granaten zu tun?

## Cranberries sollen ja so gesund sein. Was bewirken sie denn?

Sie helfen ein wenig bei Harnwegsinfekten. Aber sie können bei einer Blasenentzündung auch in hoher Dosis keine Medikamente ersetzen. Dafür dürften die Nebenwirkungen für den Verbraucher wichtiger sein: Verschiedentlich traten bei Personen, die das oft verordnete Medikament Warfarin (zur Blutverdünnung) einnahmen, Blutungen auf. Wer also regelmäßig Cranberrysaft konsumiert, sollte dies bei der Dosierung des Medikaments berücksichtigen.
*Quelle: Rindone, J. P., Murphy, T. W.: Warfarin-cranberry juice interaction resulting in profound hypoprothrombinemia and bleeding. American Journal of Therapy 2006; 13: 283-384*

> Wie empfehlenswert sind Grapefruits?

C

## Ist die Früherkennung von **Darmkrebs** medizinisch ratsam?

Das kommt ganz darauf an, ob Sie Deutscher, Schweizer oder US-Amerikaner sind. Der Test auf Blut im Stuhl - der sogenannte Haemoccult-Test - senkt die Sterblichkeit durch Krebs nur unmerklich: Um innerhalb von zehn Jahren einen einzigen Todesfall zu verhindern, müssen 1000 Personen alle zwei Jahre am Screening teilnehmen.

Da der Test häufig positiv ist - also oft verdächtige Darmpolypen findet -, obwohl nur in seltenen Fällen tatsächlich Dickdarmkrebs vorliegt (falsch-positives Ergebnis), muss natürlich weiterdiagnostiziert werden: Nun ist eine Darmspiegelung (Koloskopie) angesagt. Die ist nicht nur unangenehm, aufwendig und teuer, sondern auch riskant: Von 1000 Koloskopierten erleiden etwa drei eine schwere Blutung, einer einen Darmdurchbruch, manchmal wird der Schließmuskel durchtrennt und in Ausnahmefällen (2 Promille) kommt es sogar zu Todesfällen. Vor allem ältere Menschen sind durch das vor der Untersuchung stattfindende kreislaufbelastende Fasten, die Beruhigungsmittel und das Abführen, gefolgt vom Trinken mehrerer Liter Spülflüssigkeit, gefährdet. Gar nicht so selten führt dies schon vor der eigentlichen Koloskopie zum Tod.

Zu allem Überfluss wird per Endoskop leicht höchst »Ungesundes« - von Wurmeiern über Salmonellen bis Hepatitis - übertragen, da sich die Geräte nur schwer reinigen lassen. Das ist der Grund, warum nicht nur Aids-Kranke, sondern auch Menschen, die in den letzten vier Monaten endoskopiert worden sind, nach Angaben des Roten Kreuzes nicht zur Blutspende zugelassen sind.

Wegen der massiven Risiken und des minimalen Nutzens wendet sich die Krebsliga Schweiz gegen eine »Darmkrebsvorsorge für jedermann«. Auch die amerikanische US Preventive Services Task Force kann nicht erkennen, dass eine Darmspiegelung lebensverlängernd wirkt. Zu befürchten ist eher das Gegenteil.

*Quellen: Weymayr, C.: Vorsorge mit Nebenwirkungen. Die Zeit 26.2.04; Steckelberg, A., Mühlhauser, I.: Darmkrebs Screening. Universität Hamburg 2003; Mühlhauser, I., Steckelberg, A.: Aufklärung über Krebsfrüherkennung am Beispiel Mammografie und Darmkrebs. Zeitung für Allgemeine Medizin 2005; 81: 523-527*

> Ist Guerillamarketing ein Angebot an Rebellen?

## Kann man Darmkrebs vorbeugen?

Angeblich mit einem gesunden Lebensstil – in der Realität sind die Ergebnisse weitaus ernüchternder, als es Broschüren im Wartezimmer des Arztes oder Gesundheitssendungen im Fernsehen suggerieren. Hierzu Ingrid Mühlhauser, Professorin für Gesundheit an der Universität Hamburg: »Für Ballaststoffe, fettarme Kost mit hohem Anteil an Ballaststoffen und Aspirin wurde die Wirksamkeit in randomisiert-kontrollierten Studien überprüft [...] Eine Wirksamkeit in Bezug auf das Wiederauftreten von Adenomen [gutartige Geschwulste, die als Krebsvorstufen gelten] konnte nicht nachgewiesen werden. Für mögliche Zusammenhänge zwischen dem Verzehr von Fleisch, Milchprodukten, Eiern, Vitaminen und Alkohol sowie *Bewegung und Körpergewicht* und der Entstehung von Darmkrebs liegen keine Beweise vor.« [Kursivsetzung von uns] So und nicht anders ist die Datenlage.
*Quelle: Steckelberg, A., Mühlhauser, I.: Darmkrebs Screening. Universität Hamburg 2003*
> Gibt es eine Vorsorge, die nicht schadet?

D

## Welche Sportarten schädigen das Denkvermögen?

Ganz allgemein diejenigen, bei denen man häufig eins auf die Mütze kriegt. Das ist natürlich im Boxsport der Sinn der Übung; daher findet man hier besonders viele neurologische Störungen, die wahlweise als Boxerdemenz oder auch als Punch-drunk-Syndrom bezeichnet werden. Zurückgeführt wird dieser geistige und körperliche Verfall auf die wiederholten starken Schläge gegen den Kopf, die die Denkfähigkeit keineswegs erhöhen; daher sind nicht nur Wrestler oder Kickboxer betroffen, sondern auch Fußballer.
Diese Tatsache provozierte schon den antiken Spötter Juvenal. Sein Zitat »mens sana in corpore sano« wird von Fitnessbegeisterten meist als Beleg genannt, dass nur in einem gesunden Körper auch ein gesunder Geist wohnen könne, aber das ist eine unzulässige Verkürzung. Angesichts ebenso muskulöser wie dämlicher Wettkämpfer hatte Juvenal geseufzt: »Lasst uns die Götter bitten, dafür zu sorgen, dass in einem gesunden Körper auch ein gesunder Geist wohnen möge.« Aber was soll's: Bekanntlich waren kopfballstarke Schüler meist schlechte Lateiner ...
> Wie viele Kalorien verbraucht Denken?

## Warum scheitern Diäten?

Weil die Energiebilanzen nicht stimmen. Diätexpertinnen und Ärzte verbreiten gern die Meinung, die Energiebilanz des Körpers würde sich aus der Kalorienaufnahme durch Essen und den Verbrauch durch Bewegung zusammensetzen. Jeder Schüler weiß jedoch, dass die Kerntemperatur des Menschen 37 °C beträgt und damit in der Regel deutlich über der Umgebungstemperatur liegt. Damit macht das Heizen des Körpers - und nicht etwa das Herumrennen - den Hauptposten in der Energiebilanz aus. Und dieser Posten ist je nach Fettschicht von Mensch zu Mensch unterschiedlich - einfach deshalb, weil der eine besser, der andere schlechter isoliert ist. Zu allem Überfluss kann der Körper seine Kalorienbilanz per Durchblutung - und damit über die Wärmabgabe - in einem weiten Bereich selbst regeln.
> Gefährden Diäten die Verkehrssicherheit?

D

## Sind Dicke schlechtere Christen?

Na klar, sie frönen offensichtlich der Völlerei, und das ist bekanntlich eine der sieben Todsünden und wird ohne Ablass mit Höllenfeuer bestraft. Und seit der Bibel-Diät und ihren Priestern wissen wir auch, dass wir rank und schlank sein müssen, um als Ebenbild Gottes durchzugehen. Sie wissen ja: Eher zwängt sich ein Kamel durchs Nadelöhr, als dass eine Dicke ins Himmelreich kommt. Wie blamabel, als eine Studie offenlegte, dass gläubige Christen in den USA im Schnitt deutlich mehr auf die Waage brachten als Zeitgenossen, die mit Kirche nix am Hut hatten. Da wartet noch viel Bibelarbeit ...

Das Perfide an der ganzen Sache ist, dass Dicken damit suggeriert wird, sie seien als arme Sünder ihrem Gott weniger lieb als ihre ranken Brüder und schlanken Schwestern. Wer dick ist, so muss man schlussfolgern, dem mangelt es sichtlich am rechten Glauben. Der Tanz ums Goldene Kalb wird abgelöst durch den Kniefall der Gläubigen vor der Idealfigur. Wie war das noch mit den Götzenbildern?

*Quelle: Ferraro, K.: Firm believers? Religion, body weight, and well-being. Review of Religious Research 1998; 39: 224-244*

> Warum wurde jahrhundertelang behauptet, Onanie führe zu Rückenmarksverlust?

## Gibt es tatsächlich Dolmetscher für Kühe?

Aber ja! Am Institut für Technologie und Biosystemtechnik der Bundesforschungsanstalt für Landwirtschaft in Braunschweig hat man sich unter Leitung von Professor Gerhard Jahn des drängenden Problems zunehmender Sprachlosigkeit zwischen Menschen und Rindviechern angenommen und versucht, die Lautäußerungen nuschelnder Kühe per Spracherkennung ins Idiom des Landwirts zu übertragen. Wie verlautet, sollen Muh-Rufe für Hunger (»Her mit dem Heu«), prall gefüllte Euter (»Wer will mich melken?«) und Empfängnisbereitschaft (»Ich brauch 'nen Stier!«) bereits mit großer Treffsicherheit übersetzt werden. Ein echter Durchbruch wäre es natürlich, wenn sich das Gerät nicht nur im Kuhstall, sondern auch in der Disco einsetzen ließe, um die dort geäußerten Subtexte zu übersetzen und auf diese Weise Beziehungskisten befriedigender zu gestalten.

*Quelle: Borchardt, S. et al.: Das Murmeltier-Buch: Und täglich grüßt das Murmeltier. Joh. Heinr. Meyer, Braunschweig 2008*

> Kann einem Fußball die Sprache verschlagen?

D

## Wie viel Dreck dürfen Lebensmittel enthalten?

Kommt darauf an, wo Sie leben. Im »Land der unbegrenzten Möglichkeiten« ist akribisch aufgeführt, wie viel Dreck welches Lebensmittel enthalten darf. Kleine Kostprobe gefällig? Zwei Nagerköttel pro Kilogramm Mehl sind erlaubt, 1 Liter Tomatensaft darf 100 Fliegeneier oder wahlweise zwei Taufliegenlarven enthalten – ja, die Geschmäcker sind verschieden! –, getrocknete Pilze 75 Milben pro 100 Gramm, Erdnussbutter pro Glas 30 Insektenfragmente, Feigenpaste pro 100 Gramm 13 Insektenköpfe und so weiter. Natürlich ist diese Regelung eher von historischem Wert, wirft aber die Frage auf: Wie ist das bei uns? Unser Lebensmittelrecht will das gar nicht so genau wissen, in der EU zählt niemand Fliegenbeine und Käferköpfe. Doch werden Lebensmittel nun einmal in Feld und Flur erzeugt, und da lässt sich keine absolute Reinheit erzielen. Und so verzehrt auch jeder von uns Hochrechnungen zufolge pro Jahr ganz nebenbei ein bis zwei Pfund Insekten – fein zerkleinert natürlich.

*Quelle: Wilson, B.: Swindled. John Murray, London 2008*

> Wie alt ist Gammelfleisch?

D

## Ist Dreck gesund?

Er *war* gesund - sogar so gesund, dass die Bürger jahrhundertelang auf ihre Dreckapotheke schworen. Darin wurden Fäkalien jeglicher Art in allen nur denkbaren Zubereitungen gegen Krankheiten aller Art eingesetzt. Man badete darin, schmierte sie sich in die Haare, trank davon oder genoss sie als Einlauf. Die wichtigsten traditionellen Fäkalrezepte, die beim Volke ebenso populär waren wie unter den Ärzten, sind von Kristian Frantz Paulini 1734 auf mehr als 700 Druckseiten der Nachwelt erhalten worden. Wenn eine Therapieform den Titel »Traditionelle Europäische Medizin« (TEM) beanspruchen kann, dann diese - gewissermaßen als Pendant zu Ayurveda der Inder oder der TCM der Chinesen.

*Quelle: Paulini, K. F.: Neu-vermehrte, heylsame Dreck-Apotheke, wie nemlich mit Koth und Urin fast alle, ja auch die schwerste, gifftigste Krankheiten, und bezauberte Schäden vom Haupt bis zun Füssen, inn- und äusserlich glücklich curiret worden. FD Knochen, Franckfurt am Mayn MDCCXXXIV*

> Wo ist es in einem deutschen **Haushalt** am saubersten, und wo ist es am schmutzigsten?

## Schützen Sportvereine unsere Jugend vor Drogen?

Dass der Leistungssport ein Drogen-, sprich: Dopingproblem hat, hat sich inzwischen herumgesprochen. Aber der gewöhnliche Sportverein gilt immer noch als Hort der Sauberkeit. Wenn man sich unter Jugendlichen aus Vereinen umhört, keimen jedoch rasch Zweifel auf: »Schon im Bus kreisten die Flaschen, Bier und Schnaps«, berichtet ein Rollhockeyspieler über ein Freundschaftsspiel. »Und beim Spiel konnte sich bis auf den Torwart kaum einer auf den Rollschuhen halten. Einer, der vom Puck angetitscht wurde, kippte einfach um.« Dieses Szenario dürfte die Wirklichkeit in vielen Vereinen besser widerspiegeln, als dem Deutschen Sportbund mit seiner Kampagne »Keine Macht den Drogen!« lieb sein kann.

Diesen Eindruck bestätigen die inzwischen vorliegenden Studien. Sie kommen zu dem Ergebnis, dass jugendliche Vereinssportler weder beim Alkoholkonsum noch beim Konsum illegaler Drogen zurückhaltender sind als Nicht-Vereinssportler. Gerade in Mannschaftssportarten sind gemeinsames Begießen eines Sieges oder Wegspülen einer Niederlage üblich. In einen

Verein geht man als Jugendlicher eben, weil man Spaß an der Gemeinschaft hat, aber nicht, um sich vor Suchtgefahren zu schützen.
*Quellen: Brettschneider, W. D. et al.: Jugendarbeit in Sportvereinen – Anspruch und Wirklichkeit. Hofmann, Schorndorf 2002; Pollmer, U. et al.: Lexikon der Fitnessirrtümer. Piper, München 2006*
> Bewahrt rechtzeitige Aufklärung Jugendliche vor dem Griff zur Zigarette?

## Konsumieren Wildtiere auch Drogen?

Auch wenn Rehe oder Regenwürmer nur selten einen Joint angeboten bekommen und ihnen keiner eine Line Kokain zieht, so können auch Tiere Drogen etwas abgewinnen. Speziell die Kapseln des Schlafmohns finden allerlei Verehrer. Wenn sich Heuschrecken über ein Feld voll Schlafmohn hermachen, werden sie steifgliedrig, stürzen ab, krabbeln wackelig, aber zielstrebig zur nächsten Pflanze und vertilgen noch mehr Mohnsaft, bis sie der Tod ereilt. Anders die schlaueren Wallabys, die kleineren Cousins der Kängurus. In Tasmanien, dem größten Produzenten von Opium für die Pharmaindustrie, hüpfen Wallabys immer wieder über die Zäune der Mohnfelder, um sich ein Mäulchen voll opiumhaltiger Kapseln zu genehmigen. Anschließend schweben sie dann auf Wolke sieben und trippeln geheimnisvolle Kornkreise ins Feld. Häufiger aber sind es Schafe, die die Stoppeln der abgeernteten Felder abweiden und dabei auch die eine oder andere vergessene Kapsel zwischen die Zähne bekommen. Besonders dann, wenn es kurz zuvor geregnet hat, bilden sie einen großen Kreis, und dann geht's rund und rund und rund ... schade, dass wir nicht wissen, was ihnen dabei durch den Kopf geht.
*Quelle: Tedmanson, S.: Wallabies get high in Tasmanian poppy fields. Times online 25.6.09*
> Kann man von Mohngebäck high werden?

D

## Wie tierschutzgerecht sind Eier aus der Kleingruppenhaltung?

Bei der Kleingruppenhaltung handelt es sich um eine neuartige Käfighaltung, bei der die Tiere nicht mehr zu viert oder zu fünft in niedrigen Käfigen hocken, sondern - vereinfacht gesprochen - alle zusammen in einer großen Voliere, die für 20 bis 60 Vögel ausgelegt ist. Das bedeutet deutlich mehr Bewegungsfreiheit - sowohl in der Fläche als auch in der Höhe, die mindestens 50 Zentimeter betragen muss. Dazu kommen Sitzstangen, Krallenabnutzer, ein Einstreubereich mit automatischer Nachfüllung sowie Gruppennester mit Vorhängen. Manche Systeme bieten spezielle Staubbadematten, in die ein wenig Futter einrieselt, um die Tiere zu beschäftigen. Wie tiergerecht eine Haltung ist, lässt sich an der Zahl der »verlegten«, d.h. außerhalb der Nester gelegten Eier messen. Und da gibt's keine Probleme. Die biologischen Leistungen der Tiere sind besser als in der Bodenhaltung. Die Kleingruppe ist sicher nicht das Ei des Kolumbus, aber das Vernünftigste, was diese skandalumwitterte Branche bisher zuwege gebracht hat.
*Quelle: Kreienbrock, L. et al.: Orientierende epidemiologische Untersuchung zum Leistungsniveau und Gesundheitsstatus in Legehennenhaltungen verschiedener Haltungssysteme. Abschlussbericht, Hannover 2004*
> Warum protestieren Tierschützer gegen die Kleingruppenhaltung von Hühnern?

E

## Was passiert mit den Eierschalen, die bei der industriellen Verarbeitung anfallen?

Die meisten Eier essen wir nicht als Frühstücksei, sondern in verarbeiteter Form. Am meisten Schalen fallen beim maschinellen Aufschlagen zur Gewinnung von Eiweiß und Eigelb an, dann folgen die Kükenbrütereien. Das Schalenmaterial kommt in eine Zentrifuge, um den letzten Tropfen Eiweiß abzuschleudern, danach wird die Masse fein zerkleinert, erhitzt und getrocknet. Das senkt sowohl das Gewicht als auch die Keimbelastung. Allerdings kann der Vorgang erbärmlich stinken, was gelegentlich die Anwohner auf die Barrikaden treibt.

Das Schalenpulver wird dem Futter für die Legehennen beigemischt, damit sie daraus neue Schalen bilden. Auch auf dem Acker spielt Calcium als Dün-

ger eine wichtige Rolle. Dabei geht es nicht darum, den Pflanzen »wertvolle Mineralien« zu liefern, sondern um die Bodengesundheit. Calcium verbessert saure Böden, es bewirkt, dass ein ganz anderer Nährstoff, nämlich das Phosphat, wieder pflanzenverfügbar wird. Das steigert den Ertrag. Zugleich verhindert Calcium, dass in sauren Böden das Aluminium aktiviert wird. Das könnte viele Kulturpflanzen schädigen.
> Kann Calcium auch die Verkalkung fördern?

## Wer sind die schlimmsten Energiefresser in der Natur?

Säugetiere und Vögel. Sie haben als Warmblüter einen viel höheren Energiebedarf als wechselwarme Tiere wie Reptilien und Amphibien, die sich von der Sonne auf Betriebstemperatur heizen lassen. Ein besonders schlimmer Energieverschwender ist Kleinvieh, das aufgrund seiner geringen Größe schnell Wärme verliert und rasch auskühlt. Bei ihm läuft der Stoffwechsel, d. h. die Energiegewinnung aus der Nahrung, rasend schnell, was sich an der Herzschlagrate ablesen lässt: So schlägt das Herz von Kolibris bis zu 1000 Mal, von Mauerseglern 700 Mal und von Raben 300 Mal pro Minute. Entsprechend groß sind die jeweiligen Mengen Futter pro Kilogramm Körpergewicht. Das Herz der winzigen Etruskerspitzmaus muss pro Minute 1000 Mal schlagen, um die Versorgung der Körperzellen zu sichern. Bei einer Maus sind es 600 Schläge, beim Hund 150 und beim Elefanten genügen 30 Schläge. Die Herzen von Säugetieren schlagen im Schnitt insgesamt rund 800 Millionen Mal. Deshalb ist auch die Lebenserwartung in der Regel umso höher, je größer die jeweilige Tierart. Betrachten wir all dies unter Gesichtspunkten wie Energie, Futterbedarf und Klimaschutz, bekommen Elefanten einen grünen Punkt, während das Volk der Mäuse eine ökologisch völlig inakzeptable Performance liefert.
> Wie viel kann ich abnehmen, wenn ich abends weniger esse?

E

## Bringen Energy-Drinks verbrauchte Energie zurück?

Mit diesem Slogan wurde einst ein bekannter Zuckerriegel beworben, und das passt eigentlich ganz gut, denn Energy-Drinks bestehen hauptsächlich aus Trauben- und Haushaltszucker, gern versetzt mit ein wenig Süßstoff, damit er entgegen seinem Namen nicht ganz so viel Energy liefert. Insofern sind gewöhnliche, süßstofffreie Orangenlimos den Energy-Drinks vorzuziehen. Der Zucker sorgt für die nötigen Kalorien, sprich Energie, das Koffein dient als Muntermacher, und Taurin - ein Mittel zur Schimmelbekämpfung - verleiht dem Ganzen eine geheimnisvolle Aura. Was all die anderen Zusätze angeht: Nährstoffe, die der Körper bei Belastung überproportional braucht, sind bislang unbekannt. Und was den Geschmack betrifft: Gummibärchen sind durchaus lecker, aber muss man sie deshalb in Wasser auflösen?

> Wie stark belebt Sauerstoffwasser?

## Warum sind Erbkrankheiten nicht schon längst von selbst verschwunden?

E

Gerade Erbkrankheiten zeigen exemplarisch, dass man den Gesundheits- bzw. Krankheitsbegriff nicht von der Umwelt trennen kann, in der ein Mensch lebt.

Beispiel *Sichelzellenanämie:* In Malariagebieten sterben »erbgesunde« Schwarzafrikaner häufig an Malaria. In solchen Regionen sind Menschen, die *ein* Sichelzellgen tragen, im Vorteil, denn sie haben sichelförmige rote Blutkörperchen, die sie vor Malaria schützen. Menschen mit *zwei* Sichelzellgenen sterben hingegen bereits in jungen Jahren an Sichelzellenanämie. In den malariafreien USA, in die ihre Vorfahren als Sklaven verschleppt wurden, sind Träger eines Sichelzellgens jedoch Menschen ohne Sichelzellgen körperlich unterlegen, da die Sauerstoffversorgung ihrer Zellen schlechter ist.

Beispiel *Hypercholesterinämie:* Betroffene haben einen extrem hohen Cholesterinspiegel. Man erkennt sie daran, dass sie von sich behaupten, nie krank zu sein. Recherchen zeigten, dass Menschen mit Hypercholesterinämie bis etwa 1920 eine höhere Lebenserwartung hatten. Das Cholesterin schützt vor bakteriellen Infektionen, die wichtigste Todesursache früherer Zeiten. Dank der besseren Hygiene können heute auch Personen mit niedrigem Cholesterin alt werden. Ob eine erbliche Veranlagung »krank« oder »gesund« ist, lässt sich daher häufig nicht von der Umgebung und der Zeit trennen, in der ein Mensch lebt.

Beispiel *Down-Syndrom:* Die Trisomie des Chromosoms 21 schützt vor einer großen Gruppe von Tumoren. Nun hofft die Fachwelt, von den Down-Kindern zu lernen, wie man diese Art von Krebs verhindert. Jeder Mensch, ob mit oder ohne »Defekt«, hat uns etwas zu geben, auch wenn es vielleicht nicht auf den ersten Blick erkennbar ist.

*Quellen: Sijbrands, E. J. et al.: Mortality over two centuries in large pedigree with familial hypercholesterinaemia: family tree mortality study. British Medical Journal 2001; 322: 1019-1023; Baek, K. H. et al.: Down's syndrome suppression of tumor growth and the role of calcineurin inhibitor DSCR1. Nature 2009; 459: 1126-1131*

> Gibt es Menschen, die deutlich rascher altern als andere?

## Warum essen Menschen Erde?

Der Verzehr von Erde war und ist noch so weit verbreitet, dass man getrost von einem Grundnahrungsmittel der Menschheit sprechen kann. Erde wurde nicht nur von der Mehrzahl aller menschlichen Gesellschaften verspeist, sondern wird auch von vielen Tierarten konsumiert. Der springende Punkt ist, dass sich Menschen und Tiere ganz gezielt bestimmte Erden suchen. Und es sind rund um den Globus überwiegend die gleichen Typen, die sie wählen: vorzugsweise kaolinhaltige Mineralien. Diese helfen bei Darminfekten. Tonerde bindet bakterielle Gifte ähnlich effektiv wie medizinische Aktivkohle. Daneben macht sie nicht nur Salmonellen oder üblen Darmbakterien wie EHEC den Garaus, sondern auch den gefürchteten Hospitalismuskeimen. Erde ist ein wichtiges traditionelles und noch dazu spottbilliges Therapeutikum, das neben bakteriellen Giften auch pflanzliche Abwehrstoffe bindet. Aus diesem Grund wurden früher Eicheln oder Kartoffeln oft mit Erde gekocht. Damit gelang es, giftige Polyphenole und Alkaloide zu binden und sie nach dem Verzehr mit dem Stuhl unverändert wieder auszuscheiden. Besonders problematisch sind diese Gifte im ersten Drittel der Schwangerschaft. Mancherorts bäckt man aus der puren Erde Kekse, echte Sandkuchen, von denen regelmäßig genascht wird. Auf diese Weise schützen sich die Frauen vor dem Schwangerschaftserbrechen.

*Quellen: Wiley, A. S. et al.: Geophagy in pregnancy: a test of a hypothesis. Current Anthropology 1998; 39: 532-545; Haydel, S. E. et al.: Broad spectrum in vitro antibacterial activities of clay minerals against antibiotic-susceptible and antibiotic-resistant bacterial pathogens. Journal of Antimicrobial Chemotherapy 2008; 61: 353-361*

> Kann der Verzehr von Erde Mineralstoffmangel ausgleichen?

## Wie bewertet die Medizin den Verzehr von Erde?

Kommt darauf an, wen Sie fragen. Schulkinder, die Erde essen, leiden meist unter Infektionen mit Parasiten, deren Eier über das Erdreich aufgenommen werden, wie die des Madenwurms *Enterobius vermicularis*. Da hilft meist ein einfaches Antiparasitenmittel vom Hausarzt, gründliches Händewaschen und ebensolche Fingernägelreinigung.
Psychiater sehen das ganz anders. Sie sprechen von Pica. Pica ist der lateinische Name der Elster, die auch allerlei Dinge sammelt, die sie aus ärztlicher Sicht gar nicht braucht. Da Erde medizinisch gesehen keinen »Nährwert« hat und auch nicht in der Kantine angeboten wird, muss es sich beim Verzehr von Erde natürlich um eine psychische Krankheit handeln. »Pica ist ein ubiquitäres [allgemein verbreitetes] Phänomen«, so ein namhafter Psychiater, »kommt in bestimmten Risikogruppen jedoch gehäuft vor, so bei Kleinkindern, Schwangeren, geistig Behinderten, bestimmten Ethnien und Psychiatriepatienten.« Aus psychiatrischer Sicht handelt es sich um einen »pervertierten Appetit«. Und am Perversen erkennt der Fachmann eine »spezifische Essstörung«. Wie spottete doch der Satiriker Karl Kraus: »Eine der verbreitetsten Krankheiten ist die Diagnose.«



*Quelle: Knecht, T.: Pica - eine qualitative Appetitstörung. Schweizer Medizinische Wochenschrift 1999; 129: 1287-1297*

> Wo leben die Onychophagen?

## Wie reagiert der Körper auf unsere Erwartungen?

Heftig. Erwartungen können wie von selbst in Erfüllung gehen. Und es geht hier mitnichten nur um Petitessen, sondern auch um Leben und Tod. Ein Fall, der sich 1936 in einem indischen Gefängnis ereignete, wurde von Anfang bis Ende medizinisch dokumentiert: Ein zum Tode Verurteilter gestattete dem Arzt, ihn anstelle des Todes durch den Strang langsam, aber schmerzfrei verbluten zu lassen. Der Mann wurde auf ein Bett gelegt, ihm wurden die Augen verbunden, Hände und Füße wurden an die Bettpfosten gebunden. Dann wurde die Haut an Hand- und Fußgelenken angeritzt, während gleichzeitig Wasser aus einem Gefäß deutlich hörbar erst schneller, dann immer langsamer in eine Schüssel tropfte. Als das Tropfen schließlich aufhörte, schien der Verurteilte ohnmächtig. Doch als der Arzt ihn untersuchte, stellte sich heraus, dass das Herz des gesunden jungen Mannes aufgehört hatte zu schlagen, ohne dass ein einziger Tropfen Blut geflossen war. Einen anderen verblüffenden Fall hat der Arzt und Journalist Werner Bartens kürzlich beschrieben: Ein Mann, der sich aus Liebeskummer das Leben nehmen wollte, schluckte eine Handvoll starke Psychopharmaka, die er griffbereit hatte, weil er gerade an einer klinischen Studie teilnahm. Im Krankenhaus, in das er nach seinem Zusammenbruch eingeliefert worden war, ging es ihm immer schlechter, bis der Leiter der Studie an sein Bett eilte und ihm mitteilte, er sei doch in der Kontrollgruppe gewesen. Seine vermeintlich starken Psychopharmaka seien nur Placebos, unwirksame Zuckerpillen. Prompt verschwanden sämtliche Symptome wie von Geisterhand ...

*Quellen: Yagwer, N. S.: Emotions as a cause of rapid and sudden death. Archives of Neurology and Psychiatry 1936; 36: 875; Bartens, W.: Die Macht der schlechten Gedanken. Süddeutsche Zeitung vom 4./5.7.09*

> Gibt es auch Placebo-Operationen?

E

## Führen Esssünden zu ewiger Verdammnis?

Ja, denn die Völlerei zählt eindeutig zu den guten alten Todsünden. Und da jeder essen muss, sündigt natürlich auch jeder - der eine mehr, der andere weniger. Deshalb gibt es, wie bei einer guten Religion üblich, auch eine Buße, Diät genannt, und einen florierenden Ablasshandel mit Appetitzüglern, Abführmitteln und Fitnessklistieren. Denn dem Büßer winkt das Himmelreich, dem Dicken das Fegefeuer. Manfred Lütz, Chefarzt eines psychiatrischen Krankenhauses in Köln, sieht in der aktuellen Gesundheitsbeschwörung unverkennbar religiöse Züge: »Unsere Vorfahren bauten Kathedralen, wir bauen Kliniken. Unsere Vorfahren machten Kniebeugen, wir machen Rumpfbeugen. Unsere Vorfahren retteten ihre Seele, wir retten unsere Figur [...] Diätbewegungen gehen als wellenförmige Massenbewegungen über Land, in ihrem Ernst die Büßer- und Geißlerbewegungen des Mittelalters bei Weitem übertreffend [...] Keine Frage, wir haben eine neue Religion, die Gesundheitsreligion.«

*Quelle: Dörner, K.: Die Gesundheitsfalle. Econ, München 2003*

> Wer hat sich den Schulsport ausgedacht?

## Was ist die aberwitzigste Fälschung bei Lebensmitteln?

Kunsthonig? Analogkäse? Sojawurst? Tafelwasser, also künstliches Mineralwasser? Deutscher Kaviar? Halbfettmargarine? Persipan? Muckefuck? Weit gefehlt. Es sind künstliche Eier. Im Reich der Mitte werden ganze Waggonladungen Eier nicht in Huhn-, sondern in Handarbeit erzeugt. Dazu braucht man Natriumalginat, Gelatine, Alaun, Natriumbenzoat, Glucono-delta-Lacton, Carboxymethylcellulose, Calciumcarbid und Lysin. Aus dieser Mixtur entsteht per Förmchen das »Weiße vom Ei«. Einen walnussgroßen Teil dieser Masse färbe man mit Canthaxanthin dottergelb und erzeuge durch Behandlung mit Calciumchlorid eine »Haut«. Solcherart stabilisiert, lasse man das Dotter ins Eiweiß gleiten. Nun fehlt nur noch eine handgemachte »Schale« aus geschmolzenem Paraffin mit Gips.
Dieses Kunst-Ei sieht täuschend echt aus. Es lässt sich sogar in die Pfanne hauen und als Spiegelei braten. Und spottbillig ist es dank der niedrigen Lohnkosten auch noch – das Futter für die Hühner wäre teurer. China liegt zwar hinter den sieben Bergen, aber unsere Lebensmittelwirtschaft kauft dort fleißig Eipulver ein. Der Preisdruck wird schon dafür sorgen, dass auch wir im Supermarkt über Eiernudeln, Saucen oder Kuchen in den Genuss dieser chinesischen Spezialität kommen.

*Quellen: Pollmer, U., Niehaus, M.: Food Design – Panschen erlaubt. Wie unsere Nahrung ihre Unschuld verliert. Hirzel, Stuttgart 2007; Lee, A. T. Y.: Faked eggs: the world's most unbelievable invention. The Internet Journal of Toxicology 2005; 2: Nr. 1*

> Was sind Stangeneier?

F

## Was bringt Fasten?

Unsere Anbieter von Fastenkuren hüllen sich in Schweigen, fragt man nach Belegen für die Wirksamkeit. Wenn es harte Daten gäbe, lägen sie längst auf dem Tisch. Es mangelt nicht an Kliniken, Ärzten und Fastenberaterinnen, die sich mit Fastenkuren ihre Brötchen verdienen, ihre Kunden seit Langem begleiten und die über hinreichend Datenmaterial verfügen. Doch statt harter Statistiken kommen immer nur vollmundige Werbeschriften heraus. Das bedeutet natürlich nicht, dass es keinen Effekt gibt. Schließlich handelt es sich um eine traditionelle Praxis.

Der wichtigste Effekt ist zweifelsohne, dass durch das Fasten Darmparasiten vertrieben werden. Das ist in unserer heutigen Zeit dank umfassender Hygiene und Fleischbeschau nicht mehr so bedeutsam, war aber früher vielfach lebensrettend.
Beim Fasten werden die Bandwürmer ausgehungert. Durch das dabei eingenommene Glaubersalz verlieren die Würmer nicht nur den Glauben an das Gute im Menschen, sondern auch den Halt an der Darmwand. Da es heute dank Ferntourismus, Zuwanderung und Ökolandbau wieder mehr Parasiten gibt, ist durchaus vorstellbar, dass Fasten hin und wieder zur Genesung führt. Dennoch sollten ältere Menschen auf das Fasten verzichten, da es das Immunsystem irreversibel schädigt.
*Quellen: Petkevicius, S. et al.: The effect of fasting on Ascaris suum and Oesophagostomum spp. in growing pigs. International Journal of Parasitology 1997; 27: 431-437; Walrand, S. et al.: Specific and nonspecific immune responses to fasting and refeeding differ in healthy young adult and elderly persons. American Journal of Clinical Nutrition 2001; 74: 670-678*
> Was bewirkt Heilerde?

F

## Wie bewirkt Fasten »geistige Klarheit«?

Fasten macht Laune. Wer ausreichend hungert, wird - vor allem wenn er schlank ist - vom Hunger high, ähnlich wie andere beim Joggen oder beim Drogenkonsum. Nur handelt es sich in diesem Fall um körpereigene Drogen wie beispielsweise Endorphine, die für eine Euphorie sorgen. Da ist der Kontakt zu Geistern und Göttern nicht mehr weit, was den Platz des Fastens als religiöse Praxis erklärt.
Die Fasteneuphorie mag dem einen helfen, ein wenig Abstand zum Alltagstrott zu gewinnen. Der andere braucht dafür vielleicht ein teures Survivaltraining am Polarkreis, wieder andere gehen im Wald spazieren, setzen sich auf einen Baumstumpf, verzehren ihre Wurststulle und denken dabei über Gott und die Welt nach. So kann und darf jeder nach seiner Façon glücklich werden.
*Quellen: Huebner, H.: Endorphins, Eating Disorders and Other Addictive Behaviors. Norton & Co. New York 1993; Von Herz, U., Müller, K.J.: Heilfasten. Aktuelle Ernährungsmedizin 1996; 21: 25-28*
> Sind Dicke schlechtere Christen?

## Halten Fastenkuren schlank?

Während die geistige Klarheit durch Nahrungskarenz in den höchsten Tönen gelobt wird, schielt so mancher verstohlen auf die Waage. Fasten ist nichts anderes als eine verkappte Nulldiät. Aber das funktioniert in der Regel ebenso wenig wie eine »normale« Diät. Denn Nahrungsentzug führt langfristig nicht zum Fettabbau – weil der Körper sein Fett als Isolator benötigt. Wer Energie sparen will, entfernt ja nicht die Wärmedämmung. Der Körper baut zuerst Muskeln, Organe und Knochen ab. Lediglich bei Frauen gibt es »verhandelbare« Fettreserven an Brust und Po. Die brauchen sie, um eine Schwangerschaft auszutragen. Wer vorne zwei Diätfalten baumeln lassen möchte, ist mit einer Fastenkur gut beraten. Das Fett am Bauch bleibt als Isolator für die inneren Organe, die es immer schön warm brauchen, erhalten. Für den Körper ist es egal, ob gefastet, gehungert oder diätet wird: Nahrungsmangel geht ihm an die Substanz.

> Wie bringen es Schlangen fertig, monatelang zu hungern, während uns schon ein paar Stunden nach dem Frühstück wieder der Magen knurrt?

F

## Nützt Fernsehen meiner Gesundheit?

Wenn es um Gesundheits- oder Horrorsendungen geht, dann eher weniger, aber ansonsten hat selbst ein seichtes Programm gewisse Vorteile gegenüber einem Waldspaziergang. Die Einführung der TV-Geräte hat die Zahl der Hirnhautentzündungen in den USA erheblich gesenkt – und mutmaßlich auch die einiger anderer Krankheiten, die durch Zecken und Stechmücken übertragen werden. Die Regionen, in denen sich die Fernseher am schnellsten durchsetzten, so die Forscher, »hatten auch den größten Rückgang der Enzephalitisfällen« zu verzeichnen.

Insofern ist die Glotze aus Sicht der Präventionsmedizin wirksamer als eine FMSE-Impfung. Doch sollen hier die Nachteile auch nicht verschwiegen werden: Gerade spannende Sendungen wie die Fußballweltmeisterschaft fordern regelmäßig Opfer. Je größer die Aufregung bei den Fans, desto mehr Herztote sind zu beklagen. An Tagen mit wichtigen Spielen steigt die Zahl der Todesfälle durch Herzinfarkt oder Schlaganfall um bis zu 50 Prozent. In den Tagen danach liegt die Quote entsprechend niedriger. »No risk – no fun« gilt eben auch im Fernsehsessel!

*Quellen: Gahlinger, P. M. et al.: Air conditioning and television as protective factors in arboviral encephalitis risk. American Journal of Tropical Medicine & Hygiene 1986; 35: 601-602; White, D. R. et al.: Cardiovascular mortality in Dutch men during 1996 European football championship: longitudinal population study. British Medical Journal 2000; 321: 1552-1554*

> Sport ist Mord - stimmt das?

## Muskeln sind aktiv, Fett ist passiv - oder etwa nicht?



Fettgewebe ist keineswegs nur ein passiver Speicher, der ähnlich wie ein Öltank Brennstoff bunkert, sondern ein wichtiges Stoffwechsel- und Hormonorgan. Es enthält nicht nur Fett, sondern auch Blut-, Nerven- und Immunzellen, reagiert aktiv auf Hormon- und Nervensignale und reguliert Appetit, Blutgerinnung, Immunsystem und Nierenfunktion.

Da Fettgewebe auch Sexualhormone wie Östrogen produziert, leiden rundlichere Frauen seltener an Osteoporose und kommen in der Regel auch besser über die Wechseljahre als ihre weniger gut gepolsterten Geschlechtsgenossinnen. Und wie eine aktuelle französische Studie wieder einmal belegt, ist im Krankenhaus ein gutes Fettpolster besonders für ältere Menschen geradezu eine Lebensversicherung: Sie haben im Ernstfall die nötigen Reserven.

*Quellen: Kershaw, E. E., Flier, J. S.: Adipose tissue as an endocrine organ. Journal of Clinical Endocrinology & Metabolism 2004; 89: 2548-2556; Bouillanne, O. et al.: Fat mass protects hospitalized elderly persons against morbidity and mortality. American Journal of Clinical Nutrition 2009; 90: 505-510*

> Wem verdanken wir eigentlich den Schlankheitswahn?

## Was bringt eine fettarme Kost?

Vor allem Frust. Eine groß angelegte amerikanische Studie (Women's Health Initiative, WHI) mit 50 000 Frauen sollte den gesundheitlichen Nutzen einer fettarmen Ernährung mit viel Obst, Gemüse und Ballaststoffen endlich belegen. Nach acht Jahren sind nur die Ergebnisse mager. Obwohl die Damen im Vergleich zur Kontrollgruppe deutlich weniger Fett aßen, sank die Zahl der Herz-Kreislauf-Erkrankungen und Schlaganfälle nicht. Ebenso wenig Einfluss hatte die Quälerei auf das Krebsrisiko. Und sie hatte auch praktisch keinerlei

Auswirkungen auf das Gewicht – die Unterschiede zwischen beiden Gruppen betrugen lediglich ein paar hundert Gramm. Dieses niederschmetternde Ergebnis wurde von den Autoren positiv zusammengefasst: *Fettarme Ernährung führt nicht zu einem stärkeren Gewichtsanstieg als normale Kost.* Und ganz nach den Gepflogenheiten der Beraterbranche fordern sie deshalb eine strengere Diät, noch weniger Fett und natürlich eine längere Studiendauer.
*Quelle: Howard, B. V. et al.: Low-fat dietary pattern and weight change over 7 years. JAMA 2006; 295: 39–49*
> Wie bekomme ich am schnellsten Gallensteine?

## Kann man Fisch angesichts der überfischten Meere noch guten Gewissens essen?

F

Auf lange Sicht kommen wir um Aquakulturen nicht herum, wenn wir weiterhin regelmäßig Fisch oder Meeresfrüchte essen wollen. Dazu ist es allerdings notwendig, Futtermittel zu verwenden, die keine Nahrungskonkurrenz für den Menschen darstellen. Leider wird bisher in Aquakulturen vielfach Fischmehl verfüttert. Dazu zählen nicht nur die Abfälle der Fischverarbeiter, sondern es wird viel Fisch gefangen, nur um ihn zu Futtermitteln zu verarbeiten. Im Falle von Raubfischen wie Lachsen erlaubt das zwar eine artgerechte Fütterung, trägt aber zur Überfischung der Meere bei.
Eine ökologisch perfekte Lösung gelang bei den Tilapien, einer beliebten Buntbarschart: Als Futter finden nicht nur die Abfälle der Fischindustrie, sondern auch die der Hähnchenschlachter reges Interesse. Dazu gehören vor allem das eiweißreiche Federmehl sowie Hühnermist. Obwohl sie Pflanzenfresser sind, kommen Tilapien gut mit diesem Futter zurecht. Inzwischen wird die Methode auch für Ökofisch praktiziert: Dann allerdings muss es echter Bio-Hühnerschiet sein.
> Wie viel Dreck dürfen Lebensmittel enthalten?

## Sind Fische aus Mastanlagen hygienischer als Wildfänge?

Nicht unbedingt, schließlich geben die Fische ihren Kot in das Wasser ab, in dem sie leben. Bei Netzanlagen in Fjorden sorgt die Strömung dafür, dass die Fäkalien in die offene See treiben. Aber wie funktioniert das bei sogenannten

Kreislaufanlagen an Land, in denen Süßwasserfische wie Forellen industriell in geschlossenen Systemen gemästet werden? Hier müssen ständig Fische, Kot und Wasser getrennt werden. Da sich Kot im Wasser gleichmäßig fein verteilt, ist das Abfiltrieren recht aufwendig.
Das ließ schwäbische Tüftler nicht ruhen: Durch einen Zusatz von Guarkernmehl gelang es ihnen, die mechanischen Eigenschaften von Forellenschiss so zu verbessern, dass er zusammenhält. Der Fortschritt ist so beachtlich, dass die Behörden den Fischmästern den Zusatz bereits empfehlen. Nun wird fieberhaft daran gearbeitet, auch noch die Schwimmfähigkeit zu erhöhen. Gelänge dies, ließe sich der Kot einfach abschöpfen und das Wasser so viel leichter sauber halten.
*Quelle: Pressetext pte/26.3.09: Schwimmender Fischkot macht Aquakulturen umweltfreundlicher. Forscher arbeiten an innovativen Futterzusätzen.*
> Warum lehnen Hygieniker die **Freilandhaltung** von Hühnern ab?

F

## Wie wirksam sind öffentliche Fitnesskampagnen?

Sie funktionieren tadellos - allerdings anders, als sich die Initiatoren dies denken. Wir geben zu, gegrinst zu haben, als wir die Ergebnisse der Psychologin Dolores Albarracin (University of Illinois) lasen: Die Probanden sprangen nach Erhalt von E-Mail-Abspeckbotschaften - z. B.: »Besuch ein Fitnessstudio« - nicht etwa auf, um der Anregung zu folgen, sondern begannen stattdessen reflexartig, von den bereitgestellten Knabbereien zu naschen - im Gegensatz zur Kontrollgruppe, die E-Mails allgemeinen Inhalts - »Triff dich mit anderen« - bekam.
Fazit der Forscher: »Botschaften, die zu sportlicher Betätigung auffordern, können direkte unerwartete Wirkungen auf die Nahrungsaufnahme ausüben.« Vielleicht sollte die Nahrungsmittelwirtschaft im Fernsehen daher nicht zum Konsum ihrer Produkte auffordern - das erhöht nur das Sättigungsgefühl -, sondern lieber schweißtreibende Workouts zeigen. Der Körper der Zuschauer reagiert vorsorglich mit erhöhter Kalorienaufnahme. Man kann ja nie wissen ...
*Quelle: Albarracin, D. et al.: Immediate increase in food intake following exercise messages. Obesity 2009; 17: 1451-1452*
> Warum fangen Jugendliche das **Rauchen** an?

## Wie wird in Ernährungsstudien der Fleischverzehr ermittelt?

In einer aktuellen und viel zitierten Studie, die über zehn Jahre lief und die Vorzüge von »weißem« gegenüber »rotem« Fleisch belegen sollte, gingen die Experten folgendermaßen vor: Sie schickten den Teilnehmern alle fünf Jahre einen 35-seitigen Fragebogen. Darin sollten diese genau angeben, was sie in den letzten zwölf Monaten so alles gegessen hatten. Kennen Sie noch genau Ihren Speiseplan von letzter Woche? Wissen Sie, welches Fleisch und wie viel in den Buletten oder Krautwickeln in der Kantine wirklich drin war? Und stellen die Fragebogenausfüller tatsächlich einen repräsentativen Schnitt durch die Bevölkerung dar? Immerhin hat sich die übergroße Mehrheit der Angeschriebenen geweigert, den Unsinn mitzumachen. Von drei Millionen Teilnehmern füllten nur 500 000 die Bogen aus - ob ihre Angaben einen Bezug zur Wirklichkeit haben oder nicht, ist reine Glaubenssache. In diesem Falle lautete das Ergebnis der Studie: Wer Steaks (»rot«) mit Kartoffeln isst, beißt früher ins Gras als derjenige, der zu seinen Pommes lieber Chicken Nuggets (»weiß«) bestellt. Wer's glaubt, ist selber schuld.

F

*Quellen: Sinha, R. et al.: Meat intake and mortality. Archives of Internal Medicine 2009; 169: 562-571; Schatzkin, A. et al.: Design and serendipity in establishing a large cohort with wide dietary intake distributions: the National Institutes of Health-American Association of Retired Persons Diet and Health Study. American Journal of Epidemiology 2001; 154: 1119-1125*

> Was verstehen Ernährungsexperten eigentlich unter »rotem Fleisch«?

## Wie wird Formfleisch hergestellt?

Man nehme die Fleischreste, die übrig bleiben, wenn die lukrativeren Teile eines Tieres verkauft sind; beim Huhn beispielsweise gibt es nach dem Abtrennen von Brust und Keule jede Menge Hühnerklein. Oder man greift zu ausgemusterten, zähen Legehennen. Damit es in Form kommt, wird das zerkleinerte Fleisch anschließend mit Transglutaminasen verleimt. Transglutaminasen sind Enzyme, die gentechnisch erzeugt werden, im Endprodukt aber auf dem Etikett unterschlagen werden dürfen. Wasser sorgt für Saftigkeit. Auf diese Weise lassen sich aus unterschiedlichsten Rohstoffen allerlei Nuggets herstellen, ja sogar »Schnitzel« oder »Cordon bleu«.

Für den berühmten Formfleischvorder-»Schinken« der Pizzerien werden die Endabschnitte des Muskels an den Vorderbeinen von Schweinen genutzt. Schinken wäre der Muskel vom Po. Auch hier wirken die Transglutaminasen Wunder. Nach der obligatorischen Injektion mit wässriger Pökellake wäre der korrekte Name: »umgerötetes, wässriges Vorderbeinfleischimitat aus verleimtem Fleischbrei« - aber irgendwie hat sich der Name bis heute nicht durchgesetzt.
Gesundheitsschädlich ist Formfleisch übrigens ebenso wenig wie Käseimitate - nur eine Mogelpackung. Eine Art legaler Betrug eben.
> Wird Grenadine tatsächlich aus Granatäpfeln hergestellt?

## Warum leben Frauen im Schnitt länger als Männer?

Frauen haben zwei gleiche Geschlechtschromosomen (XX), Männer zwei unterschiedliche (XY). Offenbar hilft das zweite X-Chromosom, etwaige Fehlfunktionen des ersten zu kompensieren. Männern fehlt diese Möglichkeit. Diese Überlegung wird durch einen Befund aus dem Reich unserer gefiederten Freunde gestützt: Die machen's mit der Geschlechtsbestimmung genau umgekehrt: Bei Vögeln haben die Männchen zwei gleiche, die Weibchen zwei unterschiedliche Geschlechtschromosomen, und hier sind die Männchen im Schnitt das langlebigere Geschlecht. Zudem haben weibliche Körperzellen bei vielen höheren Tieren, auch beim Menschen, eine größere Regenerationsfähigkeit.
*Quelle: Smith, D. W.: Is greater female longevity a general finding among animals? Biological Reviews 1989; 64: 1-12*
> Welche Kleidergröße tragen XXX-Frauen?

## Warum lehnen Hygieniker die Freilandhaltung von Hühnern ab?

Die Legebatterien sind so gestaltet, dass der Kot durch die Gitter auf ein Transportband fällt, abtransportiert und getrocknet wird. Das ist - zumindest in hygienischer Hinsicht - ein gewaltiger Vorteil gegenüber der Freilandhaltung. Im Stall kann der Kot eingesammelt und später als Dünger genutzt werden. Bei der Freilandhaltung geht alles ins Grundwasser und in die Atmo-

F

sphäre. Denn dort, wo Hühner scharren, wächst bald kein einziger Halm mehr. Hühner sind nämlich im Gegensatz zu Rindern und Schafen keine Weidetiere, sondern suchen am Boden nach Insektenlarven, Würmern und Körnern.

Wenn die Tiere im Stall gehalten werden, sinkt die Seuchengefahr. Wird ein Krankheitserreger eingeschleppt, lässt sich der Stall desinfizieren. Bei der Freilandhaltung pendelt ein neu eingeschleppter Erreger alsbald zwischen Tauben, Spatzen und Hühnern hin und her. Man wird ihn nie wieder los, und er gefährdet unsere heimischen Piepmätze. Wem die Umwelt am Herzen liegt, wird sich für Eier aus dem Stall entscheiden.

*Quelle: Vits, A.: Evaluierung von Kleingruppenhaltung und ausgestalteten Käfigen für Legehennen hinsichtlich wirtschaftlicher und gesundheitlicher Parameter mit besonderer Berücksichtigung von Legeleistung, Eiqualität und Knochenfestigkeit. Dissertation, Tierärztliche Hochschule Hannover 2005*

> Warum protestieren Tierschützer gegen die Kleingruppenhaltung von Hühnern?

F

## Wird man als Frühaufsteher geboren, oder ist das Erziehungssache?

Ob Lerche oder Eule, das ist im Prinzip genetisch bedingt. Und wie so häufig in der Biologie spielt vor allem das Alter eine wichtige Rolle. Wie Eltern aus leidvoller Erfahrung wissen, sind ihre Kinder meist Lerchen, denen es auch am Wochenende morgens gar nicht früh genug losgehen kann. Mit Beginn der Pubertät verwandeln sich die Lerchen häufig in ausgeprägte Nachteulen, die ihr werktägliches Schlafdefizit durch langes Schlafen am Wochenende auszugleichen suchen. Irgendwann - bei jungen Frauen in der Regel mit 19,5, bei jungen Männern mit 21 Jahren - ebbt das ausgeprägte Eulentum ab, die Pubertät ist überstanden, und das Schlafmuster verschiebt sich wieder mehr in den Morgen. Schließlich findet der erwachsene Mensch seinen eigenen biologischen Tagesrhythmus, den er für den Rest seines Lebens beibehält.

*Quelle: Roenneberg, T.: A marker for the end of adolescence. Current Biology 2004; 14: 1038-1039*

> Früher war unsere Tochter als Erste munter. Als Teenager ist sie ein Morgenmuffel. Woran liegt das?

## Warum raten Ärzte zur Früherkennung, obwohl sie selbst nicht hingehen?

Das ist nicht immer Beutelschneiderei, sondern hat vor allem juristische Gründe. Die Ärzte sitzen in einer Zwickmühle: Raten sie nicht zu einer empfohlenen Maßnahme wie der Mammografie, dann handeln sie in aller Regel zum Vorteil ihrer Patientinnen, aber es ist niemals auszuschließen, dass die eine oder andere Patientin von einer Früherkennung profitiert hätte. Wie eine Gynäkologin meint, die selbst nicht zur Früherkennung geht: »Ich fürchte mich davor, einer Frau eine Mammografie *nicht* zu empfehlen, die vielleicht später mit Brustkrebs wiederkommt und fragt: ›Warum haben Sie keine Mammografie machen lassen?‹ [...] Dennoch glaube ich, es sollte nicht empfohlen werden.« Und diese Patientin verklagt dann die Ärztin, weil sie nicht alle diagnostischen Möglichkeiten ausgeschöpft hat. So ist die Unterlassung, Brustkrebs zu diagnostizieren, in den Vereinigten Staaten einer der häufigsten Gründe für Klagen gegen Ärzte.
Daher rührt auch die Überversorgung nach Bagatellunfällen: Statt ein Pflaster aufs aufgeschlagene Knie zu kleben, wird nicht selten der gesamte Technopark in Gang gesetzt, um sich juristisch abzusichern. Ein Arzt dazu: »Ich mache das Ganze nur, damit mir niemand ans Bein pinkeln kann.«
*Quelle: Gigerenzer, G.: Das Einmaleins der Skepsis. Berlin-Verlag, 2004*
> Gehen Ärztinnen pflichtbewusst zur Brustkrebsvorsorge?

F

## Aber die Früherkennung schadet doch nicht?

Das sehen Fachleute mitunter anders. Den Patienten interessiert nur, ob ein Krebs auch wirklich erkannt wird. Aber wie ist das mit der überwiegenden Zahl an Menschen, die gar keinen Krebs haben? Was ist, wenn hier Fehler gemacht werden und bei einem Gesunden Krebs diagnostiziert wird? Solch falscher Alarm kommt ziemlich oft vor und heißt in der Fachsprache »falsch-positiver Befund«. Dann wird weiterdiagnostiziert. Und da es nicht immer einfach ist, Krebsgewebe von gutartigen Geschwulsten zu unterscheiden, wird ein Teil dieser Menschen operiert, bestrahlt, einer Chemotherapie unterzogen – sie durchlaufen das volle Programm. All diese Maßnahmen wirken lebensverkürzend und gelegentlich sogar tödlich. Andererseits sind gesunde Menschen, die man dank einer Fehldiagnose einer Krebsbehandlung

unterzog, recht vorteilhaft für die Statistik: Weil sie gesund waren, können sie am Ende der Therapie auch als (krebs)geheilt entlassen werden. Je mehr »falsch-positive« Befunde, desto größer der vermeintliche Erfolg der Früherkennung. Deshalb sind für ein ehrliches Fazit nicht nur die Zahl der vermeintlich »Geretteten« zu benennen, sondern auch die Zahl der tatsächlich »Geopferten«. Zu welcher Gruppe man selbst gehört, kann niemand sagen.
> Kann ich mit Mammografie Brustkrebs vorbeugen?

## Kann einem Fußball die Sprache verschlagen?

F

Dass Fußballer auf dem Rasen ihre Knochen riskieren, ist bekannt. Weniger bekannt ist, dass sie nicht nur Gefahr laufen, ihre Knochen, Muskeln, Bänder und Sehnen zu derangieren, sondern auch ihre kleinen grauen Zellen zu schädigen: Bei einem Vergleich von Fußballprofis mit Leistungssportlern ohne Körper- bzw. Ballkontakt zeigten sich die Fußballer bei Gedächtnistests und Planungsaufgaben unterlegen: Je häufiger sie schon einmal eine Gehirnerschütterung erlitten hatten, je häufiger sie den Ball köpften, desto schlechter waren im Mittel ihre Leistungen. Und das galt nicht nur für Profis, sondern auch für Fußballamateure. Die zahlreichen Mini-Gehirnerschütterungen durch Kopfbälle beeinträchtigen vor allem das Sprachzentrum - eine Tatsache, die man bei Interviews mit Fußballern immer wieder beobachten kann.

*Quellen: Matser, J. T. et al.: Chronic traumatic brain injury in professional soccer players. Neurology 1998; 51: 791-796; Matser, J. T. et al.: Neuropsychological impairment in amateur soccer player. JAMA 1999; 282: 971-973*

> Soll man Sportmuffel zu ihrem Glück zwingen?

## Wie bekomme ich am schnellsten Gallensteine?

Befolgen Sie die üblichen Ernährungsratschläge. Stellen Sie Ihren Speiseplan auf fettarme Kost um. Die Wahrscheinlichkeit, dass Sie in den nächsten Jahren von Gallenkoliken beglückt werden, ist recht hoch.

Gallenflüssigkeit wird bekanntlich zur Fettverdauung benötigt. Die Menge an Wirkstoffen, die die Gallenblase produziert, hängt davon ab, wie viel Fett Sie essen. Reduzieren Sie auf einmal für ein paar Wochen die gewohnte Ration, bildet Ihre Gallenblase zunächst noch die gewohnte Menge, bevor sie allmählich die Produktion drosselt. Dadurch steigt anfangs die Konzentration an Wirkstoffen. Die Folge: Die darin gelösten Stoffe kristallisieren aus. Im Laufe der Zeit wachsen sie wie ein Kristall in einer Nährlösung zu ordinären Gallensteinen heran.

Wird eines schönen Tags besonders fettreich gegessen - beispielsweise an Weihnachten eine fette Gans -, dann wird auf einmal sehr viel Gallenflüssigkeit benötigt. Der Gallenstein wird mobilisiert und verstopft nun den Ausgang der Gallenblase. Der Patient merkt es spätestens an seinen Koliken. Und der Arzt sieht sich wieder einmal bestätigt: Gallensteine kommen vom fetten Essen.

*Quelle: Syngal, S. et al.: Long-term weight patterns and risk for cholecystectomy in women. Annals of Internal Medicine 1999; 130: 471-477*

> Wozu setzt der Körper überhaupt Speck an?

G

## Wie alt ist Gammelfleisch?

Wie alt es auch sein mag, es handelt sich keineswegs um eine neue Praxis: Vor einem Jahrhundert wurden die USA von einem unerhörten Gammelfleischskandal erschüttert. Aufgedeckt hatte ihn der Enthüllungsjournalist und Autor Upton Sinclair 1906 in den Chicagoer Schlachthöfen. Ein Schmankerl gefällig? »Nie wurde auch nur im geringsten darauf geachtet, was alles in die Wurstmasse wanderte. Aus Europa kamen alte Würste zurück [...] die einen weißen Schimmelbelag hatten - sie wurden mit Borax und Glycerin behandelt und dann nochmals durchgedreht [...] Fleisch, das auf den Fußboden gefallen war, in den Schmutz und das Sägemehl [...] in das die Arbeiter Milliarden Tuberkulosebazillen gespuckt hatten, wanderte ebenso in den Fülltrichter [...] Die Ratten waren eine Plage, und man legte vergiftetes Brot

aus, woran sie krepierten, und dann kamen Ratten, Brot und Fleisch zusammen in den Trichter. Das ist kein Märchen und auch kein Witz; das Fleisch wurde auf Karren geschaufelt, und der Mann, der das tat, hielt sich nicht damit auf, Ratten auszusortieren – wanderten doch noch ganz andere Dinge in die Wurst, gegen die eine vergiftete Ratte ein Leckerbissen war.« Im Vergleich dazu sind unsere Gammelgerichte die reinste *haute cuisine*.
*Quelle: Sinclair, U.: Der Dschungel. März, Berlin o. J.*
> Wie wird Formfleisch hergestellt?

## Sind Gammelfleischpartys unappetitlich?

Ansichtssache – gewöhnlich verstehen Jugendliche darunter feuchtfröhliche Zusammenkünfte älterer Herrschaften wie Skatabende, Vernissagen oder Goldene Hochzeiten.
> Was verstehen Jugendliche unter einer Biotonne?

G

## Soll ich meine zwölfjährige Tochter gegen Gebärmutterhalskrebs impfen lassen?

Glaubt man der aggressiven Werbung des Pharmakonzerns Sanofi Pasteur MSD, der den Impfstoff Gardasil gegen humane Papillomaviren (HPV) herstellt, ist jede Frau, die mit ihrer Tochter nicht flugs zum Impfen eilt, eine schlimme Rabenmutter. Tatsache ist, dass Gebärmutterhalskrebs (medizinisch: Zervixkarzinom) bei uns selten ist – von 100 000 (!) Frauen sterben daran drei. Zudem machen 80 Prozent aller Frauen im Lauf ihres Lebens eine Infektion durch, ohne es überhaupt zu merken. Warum es dabei in ganz seltenen Fällen zu einer Krebserkrankung kommt, ist völlig unklar.
Die Empfehlung der Ständigen Impfkommission (STIKO) für alle Mädchen ab zwölf Jahren erfolgte sinnigerweise, *bevor* ihr die Endergebnisse der beiden dafür erforderlichen Studien (FUTURE I und II) vorlagen. Statt auf klinische Fakten berief sich die Ständige Impfkommission lieber auf das »große öffentliche Interesse« und begründete ihre Empfehlung mit der »möglichen Verringerung der Wahrscheinlichkeit«, an Krebs zu erkranken. Ganz uneigennützig scheint diese Empfehlung nicht zu sein, hat doch die »Mehrzahl der Stiko-Mitglieder mehr oder weniger intensiven Kontakt zu Impfstoffherstellern«, so

die Anti-Korruptionsorganisation Transparency International. Das arznei-Telegramm, ein unabhängiger medizinischer Informationsdienst, kommt nach Prüfung der Datenlage denn auch zu dem Schluss: Diese Impfung »stellt ein unkontrolliertes Experiment mit der weiblichen Bevölkerung dar«.
Auf Krebs an der Gebärmutter (Uterus) hat die Impfung übrigens keinen Einfluss. Und das Erkrankungsrisiko liegt hier fast doppelt so hoch wie beim Gebärmutterhals (Zervix).
*Quelle: Mühlhauser, I., Filz, M.: Screening auf Zervixkarzinom. arznei-Telegramm 2008; 3: 29-38*
> Warum stand die Ärzteschaft dem Impfen zunächst so ablehnend gegenüber?

## Wofür wurde die Impfung gegen Gebärmutterhalskrebs preisgekrönt?

G

So zweifelhaft die Impfung, so über jeden Zweifel erhaben sind die Umsätze mit Gardasil: Gesetzlich Krankenversicherte in Deutschland sind seit April 2007 verpflichtet, sich über die HPV-Impfung beraten zu lassen; tun sie das nicht, drohen ihnen finanzielle Nachteile. In den USA ist man schon einen Schritt weiter: In vielen US-Staaten dürfen nur geimpfte Mädchen die Schule besuchen. So erzielte der Impfstoffvertreiber Merck 2008 einen (Zwangs-)-Umsatz von weltweit 1,4 Milliarden Dollar mit Gardasil. Nicht zu Unrecht wurde das Produkt in den USA 2006 zur »Marke des Jahres« unter den Medikamenten gewählt, weil sich die Firma, so die Begründung, »einen Markt aus den Fingern gesogen« hat. Der Fachmann spricht in einem solchen Fall von »Disease Mongering«. Man erfindet und dramatisiert Krankheiten, um arglose Bürger zu verängstigen und ihnen das Geld aus der Tasche zu ziehen. Folgerichtig wird nun gefordert, auch alle Jungen und Männer zu impfen. Die haben zwar keine Gebärmutter, aber sie könnten ja das HP-Virus weitergeben. *Honi soit qui mal y pense.*
*Quellen: Rothman, S. M., Rothman, J. D.: Marketing HPV vaccine: Implications for adolescent health and medical professionalism. JAMA 2009, 302: 781-786; Michels, K. B., zur Hausen, H.: HPV vaccine for all. Lancet 2009; 374: 268-270; Krebsfrüherkennung: Gebärmutterhalskrebs. Stiftung Warentest vom 31.1.07*
> Was war die erfolgreichste Maßnahme im Kampf gegen Krebs?

## Kann man als Schwangere das Geschlecht des Kindes durch Ernährung beeinflussen?

Viele Tipps geistern durch die Medien, was eine Frau essen soll, damit es ein Junge oder ein Mädchen wird. Aber weder Haferflocken noch salzarme Kost noch Vitamine haben irgendeinen Effekt. Dennoch: Ein Zusammenhang zwischen Nachwuchs und Ernährung ist gesichert. Und der ist ziemlich simpel: Wenn die künftige Mutter nix zu beißen hat, schwindet die Fruchtbarkeit – einfach, weil es unwahrscheinlich ist, dass der Nachwuchs überleben wird. Genau das hat einen Einfluss darauf, ob mehr Jungen oder Mädchen geboren werden. Sattessen sorgt laut einer Studie der britischen Universität Exeter für mehr männlichen Nachwuchs. Frauen mit erhöhtem Kalorienkonsum (oberes Drittel) gebaren zu 56 Prozent Jungen. Bei den Frauen, die im unteren kalorischen Drittel lagen, waren es jedoch nur 45 Prozent. Das würde erklären, warum seit Jahrzehnten immer mehr Mädchen und immer weniger Jungen geboren werden. Viele junge Frauen unterziehen sich einer Mangelernährung, um vermeintlich attraktiver zu erscheinen.
Die Tatsache, dass die Spermien das Geschlecht des Kindes bestimmen, spricht nicht gegen diese Beobachtung, die durch zahlreiche Studien an Tieren bestätigt wird. Denn es sind das Scheidenmilieu und die Eizelle, die darüber entscheiden, welches Spermium zum Zuge kommt.
*Quelle: Mathews, F. et al.: You are what your mother eats: evidence for maternal preconception diet influencing foetal sex in humans. Proceedings of the Royal Society B 2008; 275: 1661-1668*
> Warum leben Frauen im Schnitt länger als Männer?

## Wie lautet der wichtigste Tipp für eine gesunde Ernährung?

Es ist eine banale Erkenntnis, dass jeder Mensch anders ist: Jeder hat einen anderen Stoffwechsel, andere Empfindlichkeiten, andere Bedürfnisse. Die Gilde der Schuhmacher verpasst ja auch nicht allen Kunden die gleiche »gesunde« Schuhgröße. Deshalb empfiehlt sich eine große Skepsis bei pauschalen Ernährungsempfehlungen für die gesamte Menschheit. »Ein jeder Mensch hat seine besondere Art, gesund zu sein, an der er ohne Gefahr nichts ändern darf«, bemerkte schon der große Philosoph Immanuel Kant.

Erstaunlicherweise gibt es einen unerwarteten Zusammenhang, der immer wieder beobachtet wird: Der Konsum von Genussmitteln ist mit einer höheren Lebenserwartung verbunden als der Verzicht auf den Genuss. Das liegt offenbar daran, dass Genussmittel den Cortisolspiegel senken. Wir brauchen den Kaffee, um uns im Arbeitsalltag zu »erden«. Wir trinken am Abend ein Bierchen, um den Stress des Tages abzuschütteln. Das innerliche Zur-Ruhe-Kommen ist »gesund«. Aber Vorsicht: Wer keinen Mokka oder Ouzo mag, sollte bitte auch fürderhin die Finger davon lassen. Nicht weil es »ungesund« ist, sondern weil es nicht jedem bekommt.

## Wo ist gesunder Lebensstil selbstverständlich?

Der tschechische Internist und Autor Petr Skrabanek spottete: »Ich rauche nicht, ich trinke nicht. Ich gehe abends nie lange aus. Ich schlafe nicht mit Frauen. Ich ernähre mich gesund und treibe regelmäßig Sport. Aber all das wird sich gewaltig ändern, wenn ich endlich aus dem Knast rauskomme.«
*Quelle: Skrabanek, P.: The Death of Humane Medicine and the Rise of Coercive Healthism. Social Affairs Unit, London 1994*
> Missbrauchen die Raucher unseren Sozialstaat?

G

## Sind wir für unsere Gesundheit nicht selbst verantwortlich?

Na klar, denn wer krank wird, ist selber schuld - entweder hat er ungesund gelebt oder hat sich um Vorsorgeuntersuchungen gedrückt. Für dieses sozialschädliche Verhalten muss der Sünder zur Verantwortung gezogen werden: Schon heute wird der Kassenpatient finanziell bestraft, der an Brust-, Darm- oder Gebärmutterhalskrebs erkrankt und nicht nachweisen kann, dass er sich über die jeweiligen Vorsorgemaßnahmen informiert hat. Der Präsident der deutschen Bundesärztekammer, Jörg-Dietrich Hoppe, machte in einem aktuellen *Spiegel*-Interview deutlich, wohin die Reise geht: Bei allen Krankheiten, die nach seiner Auffassung durch »unvernünftige« Lebensweise entstehen, sollten die Bürger gefälligst selber zahlen, fordert er - da muss ein Dicker, der ein neues Kniegelenk braucht, entweder in die eigene Tasche greifen oder sich auf der Warteliste eben ganz hinten anstellen. Der Schlanke kriegt

zum neuen Kniegelenk noch einen warmen Händedruck – zwar werden die Knie vor allem durch Fußball und Joggen ruiniert, aber Bewegung ist ja supergesund.
Die Sorge um den Patienten, vor allem um den chronisch kranken Patienten, tritt dabei immer weiter in den Hintergrund. Ein Gesundheitssystem, das die Fürsorge für den Kranken zugunsten der Pseudo-Vorsorge für Gesunde vernachlässigt, nagt am Sozialgefüge der Gesellschaft.
*Quelle: Hackenbroch, V., Grill, M.: Ärzte würden zu Polizisten. Spiegel vom 13.7.09*
> Machen **Abstinenzler** seltener blau als Schluckspechte?

G

## Gibt es ein Rezept für Glück?

Für die einen liegt es auf dem Rücken der Pferde, für die anderen in einem schmackhaften Rheinischen Sauerbraten. Die Entdeckung eines neuen Gerichts sei für das Glück der Menschheit von größerem Nutzen als die eines neuen Sterns, fand jedenfalls der Philosoph und Gourmet Jean A. Brillant-Savarin (1755–1826). Er suchte und fand das Glück bei Tisch und teilte diese Leidenschaft auch gern mit anderen: »Jemand zu Gast laden, heißt für sein Glück sorgen, solange er unter unserem Dache weilt.« Wenn aus simpler Sättigung ein unbekümmertes Genießen in geselliger Runde wird, kann dies auch Labsal fürs Gemüt sein.
*Quelle: Brillant-Savarin, J. A.: Physiologie des Geschmacks. Heyne, München 1976*
> Was bringt große Männer zum **Weinen**?

## Morgenstund' hat Gold im Mund – und warum nicht Blei in der Futt?

Sprichwörter, die die Vorzüge frühen Aufstehens preisen, gibt es auf der ganzen Welt. Der große amerikanische Erfinder Benjamin Franklin (1706–1790), Vater des Blitzableiters und bekennender Frühaufsteher, behauptete sogar: »Early to bed, early to rise makes a man healthy, wealthy and wise.« – Wer früh ins Bett geht und früh wieder aufsteht, wird gesund, reich und klug. Das wollten britische Forscher genauer wissen. Sie nahmen Franklins sprichwörtliche Weisheit unter die Lupe und prüften die Angaben von rund

1200 Senioren. Ergebnis: Frühaufsteher und Langschläfer unterscheiden sich weder in Sachen Intelligenz noch in gesundheitlicher Hinsicht. Nur beim Einkommen hatten die Langschläfer die Nase leicht vorn. Aber das ist vermutlich eine Folge des Umstands, dass Frühaufstehen ein Merkmal jener Berufsgruppen ist, die körperlich arbeiten müssen und etwas schlechter bezahlt werden. Wer weiß, vielleicht hatte der Literat Karl Kraus mit seiner spöttischen Bemerkung: »Aufgeweckte Jungen - unausgeschlafene Männer!«, auch den Erfinder des Blitzableiters im Visier. Kraus war nämlich nicht nur blitzgescheit, sondern zudem Nachtarbeiter.

*Quelle: Gale, C., Martyn, C.: Larks and owls and health, wealth, and wisdom - sleep patterns, health, and mortality. British Medical Journal 1998; 317: 1675-1677*

> Mein Mann ist ein notorischer Langschläfer. Wie kann ich ihn zum Frühsport animieren?

## Wirkt Gottesdienst heilend?

G

Der Gang zur Kirche mag den Kreislauf anregen, jedoch ist von einem Aufenthalt im Gotteshaus aus umweltmedizinischer Sicht eher abzuraten: Kirchgängern drohen Lungenprobleme durch Feinstaub, vor allem durch Weihrauch. Fachleute schätzen Weihnachten und Neujahr als besonders riskant ein. Und das Symbol des Heiligen Geistes, die Taube, trägt im echten Leben allerlei böse Keime mit sich herum, namentlich *Cryptococcus neoformans*. In der Kirchenluft werden diese Keime von den Gläubigen eingeatmet und können bei schwachem Immunsystem schwere Infekte auslösen; so ist *C. neoformans* denn auch eine häufige Todesursache von Aids-Kranken.

Keime suhlen sich aber auch im katholischen Weihwasserbecken - schließlich langen da zahllose ungewaschene Fingerchen hinein. Speziell bei Wallfahrtskirchen, die von vielen Gläubigen aller Herren Länder besucht werden, um Heilung zu finden, sind die Chancen hoch, sich beim Weihwasserroulett einen ziemlich ekligen Keim einzufangen. Protestanten haben übrigens keinen Grund zum Frohlocken. Denn auch deren Abendmahlkelche sind voller *Staphylococcus aureus*, einem ziemlich ungesunden Eitererreger. Andererseits sollen die Vorteile der Zeremonie nicht verschwiegen werden: Die Heranführung von Konfirmanden und Firmlingen an ein alkoholisches Getränk vermag den kulinarischen Horizont in dem einen oder anderen Falle noch zu erweitern.

Und auch die Priester bleiben nicht ungeschoren. Dank der Ohrenbeichte sind sie anfällig für Tröpfcheninfektionen aller Art, so auch für Tuberkulose. Halleluja!

*Quellen: Weber, S.: Exposure of churchgoers to airborne particles. Environmental Science & Technology 2006; 40: 5351-5256; Fiedler, K. et al.: Infektionsgefährdung durch Abendmahlkelche - eine unterschätzte Gefahr? Zentralblatt für Hygiene und Umweltmedizin 1998; 201: 167-188*

> Was versteht man unter »blutendem Brot«?

G

## Was haben Granatäpfel mit Granaten zu tun?

Der Granatapfel verlieh nicht nur der spanischen Stadt Grenada, der Grenadine und dem scharlachroten Halbedelstein Granat seinen Namen, sondern um 1600 auch der Granate: vermutlich aufgrund seiner Form sowie der Füllung mit den vielen Kernen, die an eine Sprengladung erinnert. Der Name leitet sich vom lateinischen »granatum« ab, das seinerseits von »granum«, der Kern bzw. das Korn, abstammt.

Dabei ist auch der Granatapfelbaum nicht ungefährlich: In der Wurzel finden sich Alkaloide, die mit dem Gift der Tollkirsche verwandt sind. Die Rinde wurde zur Bekämpfung von Bandwürmern genutzt - manchmal mit Todesfolge durch Lähmung des Atemzentrums. Beim Genuss der Frucht besteht jedoch keine Gefahr.

> Cranberries sollen ja so gesund sein. Was bewirken sie denn?

## Was bringt der berühmt-berüchtigte Grapefruitkernextrakt?

Angeblich handelt es sich um ein »rein biologisches Konservierungs-, Hygiene- und Antiparasitenmittel«, das zahllosen Bakterien, Pilzen und Viren das Lebenslicht auspusten soll. Wie ein Breitbandantibiotikum soll der völlig natürliche Extrakt für Hygiene im Haushalt sorgen - egal, ob im Geschirrspüler, in den Betten oder auf dem Klo. Das machte einige Experten misstrauisch. Mitarbeiter der Universität Greifswald besorgten sich im Handel sechs verschiedene Produkte und testeten sie an mehreren Bakterienstämmen. Fünf der sechs Grapefruitextrakte wirkten exzellent, nur der sechste versagte

komplett. Eine chemische Analyse lüftete das Geheimnis: Nummer sechs war einfach nur reiner Grapefruitkernextrakt. Die anderen fünf enthielten alle den chemisch-synthetischen Bakterienkiller Benzethoniumchlorid, und zwar in beträchtlichen Mengen. In drei von diesen fünf Mittelchen wurden außerdem sowohl PHB-Ester (ein Konservierungsmittel) als auch das fragwürdige Desinfektionsmittel Triclosan nachgewiesen.
Inzwischen wurden die besorgniserregenden Befunde auch von anderen Forschergruppen in aller Welt bestätigt.
*Quelle: Pollmer, U., Warmuth, S.: Pillen, Pulver, Powerstoffe. Eichborn, Frankfurt/M. 2008*
> Was unterscheidet Hygiene vom Putzen?

## Wie empfehlenswert sind Grapefruits?

Wenn Sie Grapefruits mögen, bedenken Sie bitte, dass diese Früchte die Wirkung von Medikamenten stark verändern. Offenbar hemmen gewisse Inhaltsstoffe der Grapefruit Leberenzyme, die gewöhnlich für den Abbau der Arzneimittel sorgen. Welche Inhaltsstoffe dafür verantwortlich sind, ist bislang unbekannt. Inzwischen weiß man aber, dass Grapefruits ernste und sogar lebensbedrohliche Reaktionen mit einer langen Liste von Pharmaka hervorrufen können. Wer Medizin einnimmt, sollte lieber auf Grapefruits verzichten, wenn er nicht die Radieschen von unten betrachten will. Es ist sicher kein Zufall, dass die meisten Kinder Grapefruits instinktiv ablehnen.
*Quelle: Pollmer, U., Niehaus, M.: Food Design - Panschen erlaubt. Wie unsere Nahrung ihre Unschuld verlor. Hirzel, Stuttgart 2007; De Castro, W. V. et al.: Variation of flavonoids and furancoumarins in grapefruit juices: a potential source of variability in grapefruit juice-drug interaction studies. Journal of Agricultural and Food Chemistry 2006; 56: 249-255*
> Beeinflusst die innere Uhr die Wirkung von Medikamenten?



## Wird Grenadine tatsächlich aus Granatäpfeln hergestellt?

Im Prinzip ja, daher der Name. Aber das ist vielen Herstellern zu teuer. Sie verkaufen billige Imitate mit einem geringen Anteil an Granatapfelsaft. Dazu werden allerlei dunkle Beeren wie Johannisbeeren und Holunder gemischt

und anschließend gesäuert, gezuckert und aromatisiert, bis ein Sirup entsteht, der an Granatäpfel erinnert. Diese Mixtur muss für Cocktails genügen. Echter Granatapfelsaft wird durch Abpressen der Ganzfrucht erzeugt. Dadurch gelangt allerdings reichlich bitteres Tannin aus der Schale ins Getränk. Dieses wird durch Zugabe von Gelatine entfernt. Nach dem Filtern wird der ziemlich saure Saft stark gezuckert und haltbar gemacht.
> Seit wann essen wir sogenannten Analogkäse?

## Ist Guerillamarketing ein Angebot an Rebellen?

G

Keineswegs. Dahinter verbirgt sich eine Taktik, wie Guerilleros mit verdeckten Aktionen und geringem finanziellem Aufwand eine große Wirkung auf dem Markt zu erzielen. Besonders beliebt sind sogenannte anonyme Multiplikatoren. So meldet sich beispielsweise ein Mitarbeiter eines Pharmaunternehmens auf einem Internet-Forum einer Selbsthilfegruppe und berichtet als vermeintlicher Patient über das neue Medikament der Firma, das bei ihm wahre Wunder gewirkt habe. Auf diese Weise lässt sich auch das Werbeverbot für verschreibungspflichtige Medikamente elegant umgehen.
In Deutschland sind rund drei Millionen chronisch kranker Menschen in mehreren tausend Patienteninitiativen organisiert. Besonders interessant für das Guerillamarketing sind dabei Diabetiker und Asthmatiker sowie Krebs- und Schuppenflechtenpatienten. Es gibt inzwischen bereits Agenturen, die Pharmaunternehmen anbietet, derartiges verdecktes Lobbying in Patientenkreisen von Profis erledigen zu lassen. Bei einem so großen, noch unzureichend erschlossenen Geschäftsfeld macht sich offenbar so etwas wie Goldgräberstimmung breit ...
*Quelle: Keller, M.: Pharmaindustrie: Geben und einnehmen. Die Zeit vom 19.5.05*
> Kann ich als Patient Selbsthilfegruppen vertrauen?

## Was ist die erfolgreichste Methode zur Entfernung von **Haaren**?

Die Behandlung mit Röntgenstrahlen. Ab einer gewissen Dosis fallen die Haare aus und die Follikel sterben ab. Diese Einsicht ließ findige Ärzte in den USA nicht ruhen, und so wurden ab 1924 Abertausende von Frauen gegen Bares von unästhetischem Haarwuchs befreit. Allerdings währte die Freude nicht lang. Denn alsbald traten massive Hautveränderungen auf. Angesichts des schnellen Geldes ließen sich dennoch viele Ärzte nicht von der gesundheitlichen Katastrophe beeindrucken. So wurden zahlungskräftige Kundinnen noch bis etwa 1950 in »Schönheitskliniken« bestrahlt, obwohl die Folgen dieser Bestrahlung längst unübersehbar waren: Krebs an Kopf, Hals und Oberkörper. 1970 wurde etwa ein Drittel aller Strahlenkrebse bei amerikanischen Frauen dieser Röntgenbehandlung zugeschrieben.
Vielleicht wäre es nützlicher, beim »Kampf gegen den Krebs« mehr das finanzielle Interesse gewisser Berufsgruppen im Auge zu behalten, als die Bevölkerung durch Angstkampagnen zu fragwürdigen Vorsorgeuntersuchungen zu verleiten.
*Quelle: Collins, P.: Nothing but a ray of light. New Scientist 8.9.07: 68-69*
> Ist Rasieren gefährlich?

H

## Was bringt **Händewaschen** in unserer sterilen Welt?

Auch wenn Händewaschen vielfach als altmodisch und disziplinarisch angesehen wird, ist es nach wie vor die wirksamste Form der Vorbeugung. Keine Früherkennung, keine Impfung, kein Vitamin kann sauberen Händen das Wasser reichen. Durch regelmäßiges Händewaschen - insbesondere nach Toilettenbesuch - lässt sich die Zahl der Durchfallerkrankungen um ein Drittel bis um die Hälfte senken. Selbst die Zahl der Hirnhautentzündungen sinkt bei Kindern um drei Viertel! Gleichermaßen gehen Atemwegsinfektionen zurück, also Krankheiten, die unter dem Etikett »Grippe« firmieren.
*Quellen: Ejemot, R. I. et al.: Hand washing for preventing diarrhoea. Cochrane Database of Systematic Reviews 2008, Issue 1. Art. No. CD004265; Luby, S. P. et al.: Effect of handwashing on child health: a randomised controlled trial. Lancet 2005; 366: 225-233*
> Können Haustiere auch krank machen?

## Warum Händewaschen nach dem Klo?

Die eigenen Ausscheidungen sind für uns natürlich nicht gefährlich - aber für andere. Deshalb ist es wichtig, sich nach dem »Geschäft« die Hände zu reinigen. Auf diese Weise kann man vermeiden, außerhalb der Toilette mikrobielle »Fingerabdrücke« zu hinterlassen - egal, ob es anschließend ans Kochen geht oder ans Händeschütteln. Deshalb heißt die wichtigste Regel des vorbeugenden Gesundheitsschutzes seit eh und je: Nach dem Klo und vor dem Essen, Händewaschen nicht vergessen! Klingt betulich, funktioniert aber.

Nicht umsonst gehören Fäkalien denn auch zu den gefürchtetsten Waffen im Guerillakrieg. In Vietnam wurden von den Vietcong Bambusspieße mit Fäkalien beschmiert und in der Erde vergraben. Wenn sie durch die Stiefel der GIs drangen, führte das zu schlimmen Infektionen. Zwischen 1964 und 1973 forderten diese sogenannten Pungistöcke ebenso viele Todesopfer unter den US-Soldaten wie alle anderen Waffen zusammengenommen.

*Quelle: Toscani, O.: Die Enzyklopädie der Kacke. Taschen, Köln 2000*

> Warum lehnt der Kölsche Klüngel Pissoirs ab - obwohl sie doch der Hygiene dienen?

H

## Wo ist es in einem deutschen Haushalt am saubersten, und wo ist es am schmutzigsten?

Die Kloschüsseln sind meistenteils supersauber - am unappetitlichsten sind die Kühlschränke. Letztere werden nur selten gründlich gereinigt, obwohl darin Lebensmittel mit Schimmel wie Käse, mit Erdreich wie frisches Gemüse und tropfende Matjesfilets für mikrobielle Belebung sorgen.

> Warum enthalten Obst und Gemüse mehr Keime als Hähnchenkeulen?

## Sind Haustiere gut für die Gesundheit?

Hund, Katz & Co. wirken sich so positiv auf die physische und psychische Gesundheit aus, dass man sie manchen Menschen eigentlich auf Rezept verschreiben könnte. Ganz allgemein erleichtern Haustiere die Aufnahme sozialer Kontakte. Alleinstehende schätzen es, dass sich jemand freut, wenn man nach Hause kommt, ältere Menschen haben einen Ansprechpartner, der immer für sie da ist, Kinder einen Freund, der ihnen bedingungslos vertraut und dem sie jeden Kummer anvertrauen können.

Haustierhalter reagieren im Schnitt ausgeglichener (niedrigere Herzschlagrate, geringerer Blutdruckanstieg) auf körperliche und psychische Belastungen als Menschen ohne Haustier. Bei Stress beruhigt ein Tier zudem mehr als ein Ehepartner - soziale Unterstützung überschreitet Artgrenzen. Menschen mit Hund und Katz gehen auch seltener zum Arzt und nehmen weniger Medikamente als der Durchschnitt der Bevölkerung. Und inzwischen hat die »tiergestützte Therapie« auch in Altenheimen ihren festen Platz: Alte Menschen blühen auf, wenn sie sich um ein Tier kümmern oder es auch nur streicheln können. Bello und Kater Mikesch bringen eben ein bisschen Wärme in ihren Alltag. Der große deutsche Komiker Loriot hat es auf den Punkt gebracht: »Ein Leben ohne Möpse ist möglich, aber sinnlos.«

*Quelle: Allen, K. et al.: Cardiovascular reactivity and the presence of pets, friends, and spouses: the truth about cats and dogs. Psychosomatic Medicine 2002; 64: 727-739; Loriot: Möpse und Menschen. Eine Art Biographie. Diogenes, Zürich 1983*

> Leben Busengrapscher gefährlich?

H

## Können Haustiere auch krank machen?

In Deutschland leben nicht nur 80 Millionen Menschen, sondern auch etwa 22 Millionen Haustiere - zählt man die Fische hinzu, sind es gar 100 Millionen. Genauso abwechslungsreich sind auch die Krankheiten, die man sich bei ihnen einfangen kann: Das Spektrum reicht von bekannten Infektionen mit Salmonellen und Streptokokken bis hin zu Parasiten wie Rund- und Plattwürmern, Flöhen, Milben oder Zecken.

Eine wichtige Quelle für exotische Salmonelleninfektionen sind Terrarien. In der Hälfte aller deutschen Reptilienterrarien haben diese Bakterien Unterschlupf gefunden. Wird das Terrarium im Spülbecken gesäubert, verbreiten sie sich via Wischlappen munter über Tisch, Bänke und Telefonhörer. Bei Hund und Katze ist eher an Krankheiten zu denken, die durch Zecken übertragen werden, die sie regelmäßig ins Haus schleppen. Eine Zeckenzange lohnt sich also nicht nur für frei umherstreunende Menschen, sondern auch für ihre besten Freunde. Auch die bei der Jugend so beliebten Schmuseratten

können von Madenwürmern befallen sein und mit ihrem Urin Leptospiren übertragen, die beim Halter unter Umständen zu fiebrigen Erkrankungen und Nierenschädigungen führen. Harmlos sind hingegen Meerschweinchen, sie stecken ihre Halter so gut wie gar nicht an.
Deshalb gehören zum Umgang mit Tieren nicht nur die nötigen Kenntnisse über artgerechte Haltung, sondern auch klare Hygieneregeln, allen voran das Händewaschen. Und es schadet sicherlich nicht, Hund und Katz ab und zu eine Wurmkur zu spendieren.
*Quelle: Otto, P. et al.: Symposium: Heimtiere als Überträger humanpathogener Infektionserreger. Bundesgesundheitsblatt - Gesundheitsforschung - Gesundheitsschutz 2002; 45: 171-179, 294-299*
> Wie gefährlich sind Zecken?

H

## Stimmt es, dass helle Haut vermehrt zu Hautkrebs neigt?

Europäer mit heller Haut, die schlecht bräunt, sowie Rothaarige neigen in der Tat nicht nur zum Sonnenbrand, sondern haben auch ein erhöhtes Melanomrisiko. Das ist genetisch bedingt und hat herzlich wenig mit der Pigmentierung selbst zu tun: In Afrika gibt es »weiße Schwarze«; diese Albinos leiden ständig unter Sonnenbrand, aber nicht unter Melanomen. Die sind bei ihnen so selten wie bei anderen Schwarzafrikanern!
Da es heute Sonnencremes mit extrem hohen Lichtschutzfaktoren gibt, können sich hellheutige Europäer wirksam vor Sonnenbrand schützen - aber leider nicht immer vor Hautkrebs. Viele bleiben mit den neuen Cremes länger in der Sonne, als ihrer Haut guttut. Sonnenbrand ist keine Fehlleistung des Körpers, sondern die schmerzhafte Warnung vor zu viel Sonne. Sonnencremes haben sehr wohl ihren Nutzen, beispielsweise bei einer Bergtour oder einem Segeltörn. Aber ob die modernen Sonnencremes - d.h. solche, die auch die Bräunung verhindern - geeignet sind, um über lange Zeiträume eine Überdosis Sonne zu genießen, muss offen bleiben.
*Quellen: Diffey, B.L. et al.: Melanin, melanocytes, and melanoma. Lancet 1995; 346: 1713; Lookingbill, D.P. et al.: Actinic damage and skin cancer in albinos in northern Tansania: findings in 164 patients. Journal of the American Academy of Dermatology 1995; 32: 653-658*
> Schützt Sonnencreme vor Hautkrebs?

## Was bewirkt Heilerde?

Seit je werden mit Heilerde diverse infektiöse Hautkrankheiten behandelt, insbesondere das Buruli-Geschwür, eine üble Erkrankung ähnlich wie Lepra, die vor allem in den Tropen verbreitet ist. Der Erreger ist gegen die meisten modernen Antibiotika resistent. Die richtige Erde tötet daneben Erreger von Lebensmittelvergiftungen wie Salmonellen, Eitererreger wie Pseudomonaden und resistente Hospitalismuskeime wie MRSA. Der chemische Mechanismus liegt bisher noch im Dunkeln.

*Quelle: Petkewich, R.: Healing clays. Chemical & Engineering News 2008, 28. April: 48-49*

> Warum essen Menschen Erde?

## In der Dritten Welt nimmt der Herzinfarkt rasant zu. Kommt das vom westlichen Lebensstil?

Ja, und das ist eine durchaus erfreuliche Entwicklung. Denn die Menschen in Entwicklungs- und Schwellenländern werden dank besserer hygienischer Verhältnisse und reichhaltigerer Ernährung immer älter. Herzinfarkt ist nun einmal eine typische Krankheit älterer Menschen und hat herzlich wenig mit einem gesunden oder ungesunden Lebensstil zu tun. Wenn die Lebenserwartung steigt, nehmen die »Zivilisationskrankheiten« zu. Und die Menschen in der Dritten Welt werden es sicherlich vorziehen, in hohem Alter den Herztod zu sterben, als in der Blüte ihrer Jahre, ganz Naturmensch, an Bandwürmern oder Cholera zu krepieren.

> Beugt das Keulen von Schweinen Seuchen vor?



## Woher kommt das Himalayasalz?

Jedenfalls nicht aus dem Himalaya. Auf dem Dach der Welt gibt es kein Salzbergwerk, weder im Karakorumgebirge noch im Hunza-Tal, wo die vielen geheimnisvollen Hundertjährigen hausen sollen. Das Vorkommen von Salz beschränkt sich in erster Linie auf importierte Ware sowie ein paar Salzseen. Die nächsten Salzlager befinden sich in der Salt Range, einer Hügelkette in Pakistan – aber das hat geologisch mit dem Himalayagebirge nix am Hut.

Wer günstig »Himalayasalz« erwerben will, kann sich jederzeit an die Salinen in Berchtesgaden oder anderen ausgewiesenen Orten heimischer Salzgewinnung wenden. Unsere Salzbergwerke bieten dem interessierten Kunden die vertrauten kristallinen Brocken in allen Größen, Formen und Farben zu realistischen Preisen an.

> Was sind die populärsten Anti-Aging-Mittel?

H

## Warum war die Homöopathie ein großer medizinischer Fortschritt?

Kranke hatten es nicht leicht im ach so aufgeklärten 18. Jahrhundert, denn die Medizin beschränkte sich auf simple und sinnlose Rezepte, wie sie der französische Dichter Molière in seiner Komödie *Der eingebildete Kranke* sarkastisch geißelt: Nach der Therapie unterschiedlichster Krankheiten gefragt, gibt der angehende Arzt unter Beifall seiner Kollegen stets dieselbe Antwort: »Klistieren, zur Ader lassen, purgieren.«

Und wenn der Patient nicht durch steten Aderlass verblutete, dann beförderte ihn die Arznei des Arztes ins Jenseits. Denn diese bestand damals vor allem aus Quecksilber und anderen Schwermetallen. Je schlechter es dem Patienten ging, desto mehr bekam er davon verordnet. Der Hang zum Schwermetall war eine Folge der Alchemie. Die ersten Chemiker versuchten, Gold herzustellen, und nahmen dafür möglichst schwere Metalle, die sie bei Mondschein mit Urin und anderen gelblichen Materialien zu destillieren trachteten. Kein Wunder, dass sie den Resultaten ihres Treibens magische Wirkungen zuschrieben.

Der Arzt Samuel Hahnemann (1755–1843) wollte die Menschen vor der Vergiftung durch seine Kollegen schützen und ersann die Homöopathie: In ausreichender Verdünnung konnte die Arznei nicht mehr schaden. Doch bei »Verdünnung« denken Ärzte, aber auch Patienten, es wirke nicht mehr. Also erfand er die Potenzen. Das klang schon viel besser. Zur Gewinnung der Potenzen wurden magische Handlungen begangen, und die Medizin war endlich wieder dort angelangt, wo sie hingehört: beim Hokuspokus und der Forderung des Hippokrates nach *primum nil nocere (vor allem nicht schaden)*. Insofern ist Hahnemann einer der bedeutendsten Ärzte der Geschichte, der zahllosen Menschen die Gesundheit erhalten oder gar das Leben gerettet hat.

> Woher kommt das Placebo?

## Wer nascht den **Honig** gleich samt Topf?

Das ist in vielen Teilen der Welt gang und gäbe, nämlich überall dort, wo es Honigtopfameisen gibt, so in Afrika, aber vor allem in Australien und Neuguinea. Diese Ameisen haben spezielle Arbeiterinnen, die ihnen als Vorratslager dienen. Sie werden als »Honigtöpfe« an der Decke des Lagers aufgehängt und so lange mit Nektar gefüttert, bis ihr Hinterleib auf die Größe einer dicken Erbse angeschwollen ist. Besonders süß sind Honigtöpfe der *Camponotus*-Ameisen. Sie werden von den Aborigines ausgegraben, am Kopf gepackt und von den Kindern dort so gern genascht wie bei uns ein Eis am Stiel.

> Wer bäckt Affenbrot?

## War der **Hund** schon immer der beste Freund des Menschen?

H

Wenn Liebe durch den Magen geht, dann ja. Wie DNA-Analysen zeigen, entwickelten sich die ersten Haushunde vor rund 15 000 Jahren in Südostasien aus Wölfen. Aber sie wurden nicht als Wach- oder Hütehunde vermehrt, sondern ganz prosaisch als Braten. Sie »endeten wahrscheinlich in menschlichen Mägen«, so die Forscher. Gerade in Südchina ist diese kulinarische Tradition heute noch lebendig ... In Deutschland scheint sie dagegen ein vorläufiges Ende gefunden zu haben: Der letzte Hund wurde 1985 von seinem Besitzer zur Fleischbeschau am Augsburger Schlachthof gebracht, einem Ort, der voll Stolz von sich behaupten kann, Westdeutschlands führende Hundeschlachterei gewesen zu sein. Auch wenn die Bürger dieser schwäbischen »Provinzhauptstadt« ob ihrer Sparsamkeit bekannt sind, so hat ihre Küche durch den gesetzlich erzwungenen Verzicht auf diese internationale Spezialität offenbar nicht gelitten. Wenn in Augsburg heute »Kalter Hund« auf den Tisch kommt, dann nicht mehr als Braten, sondern nur noch als Schokokekskuchen zum Kindergeburtstag. Hoffentlich!

*Quellen: Savolainen, P. et al.: Genetic evidence for an East Asian origin of domestic dogs. Science 2002: 298: 1610-1613; Geppert, P.: Hundeschlachtungen in Deutschland im 19. und 20. Jahrhundert. Dissertation, Universität München 1990*

> Warum stutzt man Hunden den Schwanz?

## Wie bringen es Schlangen fertig, monatelang zu hungern, während uns schon ein paar Stunden nach dem Frühstück wieder der Magen knurrt?



Wechselwarme Tiere wie Krokodile oder Schlangen fressen vor allem, um sich mit den nötigen Baustoffen zu versorgen. Ihr Körper ist viel sparsamer als der von Säugern. Denn sie heizen ihren Körper nicht vorwiegend mit Energie aus der Nahrung, sondern sie wärmen sich in der Sonne, nutzen also billige Solarenergie. Eigenwarme Tiere wie Säuger und Vögel brauchen jede Menge Extrakalorien, um ihre inneren Organe auf immer gleicher Arbeitstemperatur zu halten - irgendwo zwischen 36 und 40 °C. Auch wenn sie gut isoliert sind durch Speck, Fell oder Federn, geht viel Energie über die Atemluft verloren. Während einem vier Kilogramm schweren Pythonweibchen im Jahr läppische 8000 Kilokalorien reichen, verheizt ein gleich schwerer, gut isolierter und nicht sonderlich sportbegeisterter Pinguin im gleichen Zeitraum etwa 340 000 Kilokalorien.

*Quelle: Greene, H. W. et al.: Schlangen. Birkhäuser, Basel 1997*

> Wer sind die schlimmsten Energiefresser in der Natur?

## Wer hat eigentlich das Impfen erfunden?

Muslimische Sklavenhändler in Schwarzafrika. Sie praktizierten nachweislich bereits im 16. Jahrhundert »Pockeneinpfropfungen«, um ihre Sklaven vor den entstellenden Narben der Schwarzen Blattern zu schützen, die vor allem die weibliche Ware wertlos machten. Dabei wurden Gesunde mit einer Nadel geimpft, die mit dem Eiter von Erkrankten bestrichen war - eine Impfung mit Lebendimpfstoff also. Diese Schutzimpfung war nicht ungefährlich, aber angesichts des Schreckens, den die Pocken damals verbreiteten, und der zahllosen Menschenleben, die sie forderten, doch ein deutlicher Fortschritt. Nach Westeuropa kam die Pockeninokulation gegen Ende des 17. Jahrhunderts aus der Türkei. Dort lernte die Frau des englischen Gesandten in Konstantinopel, Lady Mary Montagu, das Verfahren kennen und war von dem Erfolg so begeistert, dass sie diese Neuerung mit nach England brachte.
*Quelle: Winkle, S.: Geißeln der Menschheit. Artemis & Winkler, Düsseldorf 1997*
> Wer erfand die Akupunktur?

## Warum stand die Ärzteschaft dem Impfen zunächst so ablehnend gegenüber?

Sicher nicht wegen der Impfrisiken. Es ging den Ärzten nur ums Geld. So klagt Lady Montagu: »Die Krankheit ist für sie zu einträglich, als dass sie nicht ihren ganzen Groll auf jeden verwegenen Wicht ausschütten sollten, der es unternähme, die Pocken auszurotten.« Aber die Ärzte mussten ihre Abneigung gegen die Pockenimpfung gar nicht medizinisch begründen. An ihrer Statt bekämpfte der Klerus dieses »Teufelswerk« mit aller Macht. Der Erzbischof von Paris sah darin eine Gefahr für die Seele, und sein schottischer Kollege erkannte in den Beulen des armen Hiob gar »Impfmale des Satans«. Aufgeklärte Geister durchschauten diese unheilige Allianz; so trat Freiherr von Goethe - selbst blatternnarbig durch eine überstandene Pockeninfektion - nachdrücklich für eine Impfung ein, doch das gemeine Volk ließ sich einschüchtern.
Heute hat sich der Wind gedreht: Impfungen sind zu einem einträglichen Geschäft geworden, und nun ziehen sich diejenigen den Zorn von Pharmaindustrie und Ärzteschaft zu, die Zweifel anmelden, ob diese oder jene Impfung wirklich notwendig und nützlich ist.
> Warum bedrohen uns heute Pandemien?

## Sind **Impfungen** bei Fernreisen sinnvoll?

Im Prinzip ja. Wer in Regionen reist, in denen Seuchen wie Cholera oder Gelbfieber herrschen, tut gut daran, sich gezielt und auf Zeit zu schützen. Dabei darf man nicht vergessen, dass man mit einer Impfung nicht »unverwundbar« wird. Meistenteils schützen sie nur 70 bis 80 Prozent der Impflinge. Deshalb sollte man neben Impfungen die üblichen Vorsichtsmaßnahmen wie Händewaschen, Moskitonetze über dem Bett oder Fliegengitter am Wohnwagen nicht vernachlässigen. Und beim Essen die alte Regel beachten: *Peel it, cook it or forget it* - schälen Sie's, kochen Sie's oder vergessen Sie's.

> Wie frisch sind Obstsäfte aus Saftbars?

## Wozu brauchen wir eine **innere Uhr**?

Jeder Mensch trägt in sich eine »innere Uhr«. Diese Uhr regelt z. B. seinen Hormonhaushalt. Jedes Hormon hat zu einer anderen Tages- oder Nachtzeit seine Hoch- und Tiefphasen. Damit der Körper weiß, wann er seine Hormone zum Einsatz bringen muss, ist es erforderlich, diese Uhr jeden Tag aufs Neue zu justieren. Denn bereits kleine Fehler der einzelnen Rhythmen um Minuten pro Tag läppern sich über Wochen zu Stunden; dann gehen manche Hormonrhythmen vor, andere nach. Daher muss dieser Rhythmus jeden Morgen durch Tageslicht, das durch unser Auge ins Gehirn dringt, getaktet werden. Diese Lichtinfo hat aber nichts mit unserem Sehen zu tun, sie wird nicht über den visuellen Teil des Sehnervs, sondern über die sogenannte energetische Sehbahn vermittelt. Dies weiß man aus Erfahrungen mit Blinden. Es gibt zwei Möglichkeiten zu erblinden: entweder durch eine Schädigung des Augapfels oder der sogenannten Sehrinde, also des Teils des Gehirns, in dem die Bildverarbeitung stattfindet. Sind die Augen zerstört, funktioniert auch die innere Uhr nicht, und das Hormonsystem kommt durcheinander. Sind die Augäpfel jedoch intakt und ist die Sehrinde zerstört, ist der Betroffene ebenfalls blind, aber seine energetische Sehbahn - auch retinohypothalamische Bahn genannt - übermittelt die nötigen Informationen an die Hirnanhangsdrüse. Ohne natürliches Licht geraten viele Regelvorgänge im Körper aus dem Takt.

*Quelle: Hollwich, F.: The Influence of Ocular Light Perception on Metabolism in Man and Animal. Springer, New York 1979*

> Welche Folgen hat Kunstlicht?

## Beeinflusst die innere Uhr die Wirkung von Medikamenten?

Die Wirksamkeit vieler Medikamente hängt davon ab, *wann* sie eingenommen werden. In der Krebstherapie ist die richtige Tageszeit sogar entscheidend. Krebstherapeutika zielen bekanntlich darauf ab, Tumorzellen zu töten, die sich schnell teilen. Das führt dazu, dass auch gesundes Gewebe, das sich schnell teilt - etwa die Darmschleimhaut -, in Mitleidenschaft gezogen wird. Wenn man aber weiß, dass sich Darmzellen am raschesten frühmorgens teilen, eine Reihe von Krebstypen jedoch spätabends, erscheint es sinnvoll, das Medikament nicht zum Frühstück, sondern beim Zubettgehen einzunehmen. Klingt einleuchtend und funktioniert offenbar auch: Frauen mit Eierstockkrebs, die ihre Medikamente zur optimalen Tageszeit erhielten, litten weniger unter Nebenwirkungen und hatten auch eine deutlich bessere Überlebenschance.
Zu ähnlichen positiven Erkenntnissen kamen Ärzte bei der Behandlung von Kindern mit akuter Leukämie: Hier war die Erfolgsquote mit der »Uhrzeittherapie« - medizinisch: Chronotherapie - dreimal so hoch.
*Quellen: Hrushesky, W.: Circadian timing of cancer chemotherapy. Science 1985; 228: 73-75; Rivard, G. E. et al.: Circadian time-dependent response of childhood lymphoblastic leukaemia to chemotherapy, a long-term follow-up study of survival. Chronobiology International 1993; 10: 201-204*
> Mein Mann ist ein notorischer Langschläfer. Wie kann ich ihn zum Frühsport animieren?

## Warum gilt das Schwein im Islam als ungenießbar?

Weil sein Genuss verboten ist. Das bedeutet aber nicht, dass es nicht gegessen wird. So berichteten türkische Zeitungen vor wenigen Jahren von zahlreichen illegalen Schweinefarmen in den Großstädten. Mitten in Istanbul entdeckten die Behörden eine Mästerei mit 5000 Tieren. Untersuchungen durch die Lebensmittelüberwachung in Izmir zeigten, dass Hackfleischprodukte und Wurstwaren in Restaurants oder Metzgerläden gewöhnlich einen erheblichen Anteil an Schweinefleisch enthielten. In den Metropolen gibt es genug Wasser und reichlich Speiseabfälle, das macht die Schweinemast dort ebenso rentabel wie in Niederbayern.

Herausgekommen ist die ganze Schweinerei durch aufmerksame Ärzte. Sie wunderten sich über die zahlreichen Patienten mit Schweinebandwurm. Da die Haltung von Schweinen illegal war, wurde die Fleischbeschau umgangen. Und da die nicht verwertbaren Teile des Schweins in frischem Zustand wieder an Tiere verfüttert wurden - statt Tiermehl daraus herzustellen -, wurden die Bestände schnell durchseucht.
*Quelle: Güsten, S.: Skandal um illegale Schweinefarmen in der Türkei. Stuttgarter Nachrichten vom 30.1.04*
> Muss **Buddha** abspecken?

## Was hielt Jesus von »gesunder Ernährung«?

Mit Seitenhieb auf die Pharisäer soll Jesus gesagt haben: »Nicht was zum Mund eingeht, macht den Menschen unrein, sondern was aus dem Mund herauskommt.« (Matthäus 15,11) Es ist offenbar nicht so wichtig, was der Mensch isst, doch kann das Geschwätz von der gesunden Ernährung ihn um sein Seelenheil bringen.

> Führen Esssünden zu ewiger Verdammnis?

## Ist ewige Jugend eine schlimme Krankheit?

In dem Film *Der seltsame Fall des Benjamin Button* nach einer Novelle von F. Scott Fitzgerald wird Brad Pitt als Greis geboren und im Lauf seines Lebens immer jünger. Und in Oscar Wildes berühmtem Roman *Das Bildnis des Dorian Gray* bleibt der Romanheld ewig jung, nur sein Porträt altert. So weit die Fiktion. Aber inzwischen gibt es einen realen Fall, der kaum weniger bizarr ist als die Dichtung: Brooke Greenberg. So heißt ein Mädchen, das offenbar nicht altert. Brooke wurde zwar vor 16 Jahren in Baltimore (USA) geboren, doch entspricht ihr Körper dem eines elfmonatigen Kleinkinds: Sie ist 70 Zentimeter groß und wiegt sechs Kilogramm. Ihre drei Schwestern sind übrigens völlig normal. Anders als bei der Progerie, bei der Kinder unnatürlich rasch vergreisen, scheint Brooke nicht zu altern. Eine Behandlung mit Wachstumshormonen blieb ohne Erfolg: Brooke wuchs keinen Millimeter. Das Einzige, was bei ihr wächst, sind Haare und Nägel. Es ist, als bleibe für Brooke die Zeit stehen.

Die Ärzte stehen vor einem Rätsel. Brooke ist auf dem Stand einer Einjährigen und drückt sich mit Kinderlauten aus. Doch das biologische Alter ihrer Zellen, das sich an der Länge der »Zeitmesser«, der Telomeren, ablesen lässt, entspricht einer 16-Jährigen. Sie war schon mehrmals totgesagt; so wurde bei ihr ein großer Hirntumor diagnostiziert, der nach 14 Tagen komatösen Schlafs einfach verschwand. Wenn Brooke irgendwann stirbt, dann wohl den Jahren nach als Erwachsene, aber mit dem Körper und Geist eines Babys – das kommt der Fiktion Benjamin Button schon unheimlich nah.

Falls es gelingt, die Ursache für Brookes »ewige Jugend« zu entdecken, wird die Anti-Aging-Industrie nicht ruhen, bis sie ihrer Klientel verkünden kann, jeden Körper gegen ein angemessenes Sümmchen auf jedem gewünschten

Stand »einzufrieren«. Der pharmazeutische Jungbrunnen - die Erfüllung eines Menschheitstraums oder doch eher ein makabres Szenario?

*Quelle: Walker, R. F. et al.: A case study of »disorganized development« and its possible relevance to genetic determinants of aging. Mechanisms of Aging and Development 2009; 130: 350-356*

> Gibt es Menschen, die deutlich rascher altern als andere?

## Warum bleiben manche Menschen länger jung als andere?

J

Weil ihre Zellen offenbar eine besonders große Regenerationsfähigkeit besitzen. Die DNA jeder Zelle weist eine Art Schutzkappe auf, Telomer genannt. Diese Telomere halten die DNA stabil. Aber sie verkürzen sich bei jeder Zellteilung wie eine Lunte, die langsam abbrennt. Werden sie zu kurz, wird die DNA instabil, und die Zelle stirbt ab. Das ist bei menschlichen Zellkulturen nach rund 50 Zellteilungen der Fall. Doch gibt es Reparaturenzyme, sogenannte Telomerasen, die die Telomere wieder verlängern können; sie sind in sich schnell teilenden Zellen wie Haarfollikeln und Darmzellen, aber auch Krebszellen besonders aktiv. Für die Aufklärung dieser Zusammenhänge erhielten die drei Biologen Carol Greider, Elizabeth Blackburn und Jack Szostak 2009 den Medizin-Nobelpreis.

Kein Wunder, dass die Anti-Aging-Industrie damit eine neue Sau durchs Dorf treibt. In den USA können sich überzeugte Anti-Aging-Fans für einige hundert Dollar pro Monat einen sogenannten Telomerase-Aktivator als Nahrungsergänzung ins Müsli rühren. Belege für eine lebensverlängernde Wirkung fehlen allerdings. Es wird sogar das Gegenteil befürchtet: Mäuse mit einer erhöhten Telomeraseaktivität beißen früher ins Gras, weil sie häufiger an Krebs erkranken.

*Quelle: Greider, C. W., Blackburn, E. H.: A telomeric sequence in the RNA of Tetrahymena telomerase required for telomere repeat synthesis. Nature 1989; 337: 331-337*

> Macht Anti-Aging jünger?

## Wie viele Kalorien verbraucht Denken?

Ihr Gehirn vervespert satte 20 Prozent der Kalorienaufnahme, egal, ob Sie angestrengt Kalorien zählen oder süß schlummern. Denn erstens spielt das bisschen Denksport kalorisch keine Rolle, und zweitens ist das Gehirn energietechnisch eher ungünstig positioniert. Während sich die meisten Organe in der Körperhöhle befinden, gut geschützt und vor schneller Auskühlung isoliert, lagert das Gehirn außerhalb und ist nur durch einen dünnen Knochen und etwas Kopfhaut geschützt. Um das Organ bei Laune zu halten, ist der Schädel immer warm. Die Heizung und nicht Ihre schlauen Gedanken verbraucht die meiste Energie. Deshalb ist der Mensch auf dem Kopf behaart. Wie sich mit einer Wärmekamera zeigen lässt, verlieren Glatzenträger in der Tat deutlich mehr Energie über die Schädeldecke als Personen, die ihre Haarpracht noch haben.

> Was ist die erfolgreichste Methode zur Entfernung von Haaren?

K

## Gilt der Kannibalismus als vollwertige Ernährung?

Aus Sicht eines Ernährungsexperten müsste es eigentlich die optimale Ernährung des Menschen sein. Schließlich sind im Menschen all die wertvollen Stoffe enthalten, die ein Mensch braucht. Berichten über Kannibalismus lässt sich denn auch entnehmen, dass sich die Esser nicht etwa beim Verzehr grausen, sondern mit großem Appetit zugreifen. Man spricht auch von Gourmet-Kannibalismus.

Geschmacklich soll das kulinarische Ergebnis an das »Schwein der Weißen« erinnern. Deshalb sprach man in Neuguinea auch von einem »Langschwein«, wenn ein Artgenosse gleich welcher Hautfarbe Anlass für ein Festessen gab. Aus Sicht eines Kannibalen ist nicht etwa der Verzehr von Menschenfleisch ehrenrührig, sondern das willkürliche Abschlachten von unzähligen Menschen, um sie ungenutzt verwesen zu lassen, wie es für unsere zivilisierten Kriege typisch ist.

*Quellen: Clastres, P.: Cannibals. The Sciences 1998; May/June: 32-37; Harris, M.: Wohlgeschmack und Widerwillen - Die Rätsel der Nahrungstabus. Klett-Cotta, Stuttgart 1988; Rhodes, R.: Gourmet cannibalism in New Guinea tribe. Nature 1997; 389: 11*

> Geht Liebe tatsächlich durch den Magen?

## Warum ist der Kannibalismus weitgehend verschwunden?

Nicht etwa aus moralischen Gründen, sondern aufgrund der besseren Fleischversorgung. Alle Völkerschaften, die keine wirksame Fleischproduktion hatten, frönten dem Kannibalismus. Das gilt für die Azteken wie für die Südseeinsulaner. Die einen hatten so gut wie keine Tierhaltung entwickelt, die anderen konnten auf ihren Atollen schlecht Tiere wie Schweine mästen. Blieb ihnen der Erfolg beim Fischen versagt, überfielen sie eben die nächste Insel und sättigten sich dort. Sobald Tiere gemästet werden, ist es effektiver, einen Gefangenen zum Schweinehüten abzustellen, als ihn gleich in den Kochtopf wandern zu lassen. Insofern ist eine ausreichende Versorgung der Menschheit mit tierischen Lebensmitteln eine wichtige Voraussetzung für ein friedliches Zusammenleben.

Ganz in diesem Sinne definiert Ambrose Bierce in seinem *Des Teufels Wörterbuch* »Kannibale« denn auch als »Gastronom alter Schule, der sich den schlichten Geschmack bewahrt hat und noch immer der natürlichen Diät der vorschweinzeitlichen Antike anhängt«.

*Quellen: Bierce, A.: Des Teufels Wörterbuch (kongenial übersetzt von Gisbert Haefs). Btb, München 1996; Harris, M.: Wohlgeschmack und Widerwillen - Die Rätsel der Nahrungstabus. Klett-Cotta, Stuttgart 1988*

> Warum warnen Ernährungsexperten vor rotem Fleisch?

## Was macht die einen Kinder zu Chaoten und andere zu Pingeln?

Vielleicht eine Infektion. Schütteln Sie nicht den Kopf. Weil alle Welt aufs Essen, die Gene oder frühkindliche Traumata fixiert ist, wurden andere Ursachen für auffälliges Verhalten lange Zeit übersehen. Schon lange ist bekannt, dass allerlei Kleinvieh wie Borrelien (übertragen durch Zeckenbisse) oder Toxoplasmose-Erreger (übertragen durch Katzen) die unterschiedlichsten psychischen Störungen bis hin zur Schizophrenie hervorrufen können. Heute weiß man, dass bei Kindern beispielsweise eine Infektion mit Borrelien und einigen anderen Bakterien gar nicht so selten zu Verhaltensauffälligkeiten wie Hyperaktivität führen kann. Behandelt man diese »Problemkinder« rechtzeitig mit Antibiotika, sind die Chaoten schnell wieder friedlich.

Manchmal passiert auch das Gegenteil: Plötzlich beginnen Kinder, sich ständig die Hände zu waschen oder die Sachen auf ihrem Schreibtisch immer wieder penibel zu ordnen - ein ziemlich unerwarteter Effekt, der oft wie aus heiterem Himmel auftritt. Hier haben sich Streptokokken, wie sie für Halsentzündungen typisch sind, als Ursache erwiesen. Auch in diesen Fällen gilt: Rechtzeitig ein Antibiotikum, und schon herrscht im Kinderzimmer wieder das vertraute Chaos.

*Quellen: Crnic, L. S., in Ader, R. et al. (Eds): Psychoneuroimmunology. AP, San Diego 1991: 749-769; Swedo, S. E. et al.: Pediatric autoimmune neuropsychiatric disorders associated with streptococcal infections: Clinical description of the first 50 cases. American Journal of Psychiatry 1998; 155: 264-271*

> Wie schütze ich mich vor Zeckenbissen?

## Warum gibt es mit adoptierten Kindern mehr Stress als mit eigenen?

K

Das passiert vor allem dann, wenn die Adoptivkinder nichts von ihrer Adoption wissen - und nicht umgekehrt, wie viele Erwachsene glauben. Alle Säugetiere sind in der Lage, Verwandtschaftsbeziehungen zu »riechen«. Deshalb schnüffelt der Hund am Laternenpfahl. Dieses »Riechen« geschieht aber nicht oder nur unwesentlich mit dem allseits bekannten Riechorgan, der Nase. Soziale Gerüche werden vor allem über das sogenannte VNO wahrgenommen, über das Vomeronasalorgan in der Nase, das sich deutlich vom normalen Riechorgan unterscheidet.
Allerdings ist uns Menschen - im Gegensatz zur Tierwelt - das Wirken des VNO nicht bewusst. Aber der Körper nimmt es wahr, und so wirkt die verdeckte Information dennoch. Adoptivkinder spüren in der Pubertät instinktiv, dass irgendetwas mit ihrer familiären Situation »nicht stimmt«. Aber sie haben keine Ahnung, was es ist, und können folglich nicht vernünftig damit umgehen. Wenn sie früh genug von ihrer Adoption erfahren, lieben sie ihre Sozialeltern genauso wie vorher. Aber sie wissen dann etwas, das ihnen hilft, ihre Gefühle besser zu verstehen.

*Quelle: Pollmer, U. et al.: Liebe geht durch die Nase. Kiepenheuer & Witsch, Köln 2002*

> Warum verliebe ich mich immer in den Falschen?

## Warum klappt es nicht mit der Kostendämpfung im Gesundheitswesen?

Wenn es in Deutschland eine Boombranche gibt, dann der Gesundheitssektor. Inzwischen sind bei uns 4,2 Millionen Menschen direkt oder indirekt im Gesundheitssystem beschäftigt. Ob Klinikpersonal, Ärzte, Apotheker, Mitarbeiter in der Pharmaindustrie, Optiker, Hersteller medizinischer Geräte oder Angestellte der Krankenkassen – und davon gibt es in Deutschland immerhin 362 Stück – all diese Menschen haben ein vitales Interesse daran, ihren Arbeitsplatz zu sichern. »Sie müssen also anstreben, dass möglichst alle anderen Menschen möglichst lebenslang behandlungsbedürftige Kranke sind, deren Gesundheit obendrein noch weiter zu verbessern ist – bei einem Zahlenverhältnis von 4,2 : 80 Millionen keine unlösbare Aufgabe mehr«, schreibt Professor Klaus Dörner, Mitbegründer der Deutschen Gesellschaft für Psychiatrie. Er geißelt unser Gesundheitssystem als »Gesundheitsfalle«. Wenn die Politik die ausufernden Kosten durch Fallpauschalen zu begrenzen sucht, muss man eben die Anzahl der Fälle erhöhen, damit der Kuchen für alle reicht. Dafür gibt es bewährte Rezepte: Man senkt Grenzwerte, und schon hat man quasi über Nacht Hunderttausende neue Diabetiker, Hypertoniker oder Menschen mit zu viel Cholesterin. Oder man erklärt Gesunde zu Noch-nicht-Kranken und animiert sie zu fragwürdigen Vorsorgemaßnahmen. Oder man wirbt als Krankenkasse für Risikosport und steigert so die Zahl der Verletzungen. Oder man erklärt Befindlichkeitsstörungen wie Schüchternheit, Wechseljahre und Alter zu ernsten Erkrankungen und erschließt sich eine ganz neue Klientel. Nur das, was Geld kostet, sichert Arbeitsplätze. Daher bleibt eine Kostendämpfung im Gesundheitswesen eine teure Illusion. Niemand ist daran interessiert, den Ast abzusägen, auf dem er sitzt.

*Quelle: Dörner, K.: Die Gesundheitsfalle. Econ, München 2003*

> Wo ist gesunder Lebensstil selbstverständlich?



## Welche Wildtiere übertragen am häufigsten Krankheiten auf den Menschen?

Pestverseuchte Ratten? Mäuse? Tollwütige Füchse? Weit gefehlt, es sind Tauben und Igel. Die sanft gurrenden Täubchen, von Kammerjägern gern auch als »Ratten der Lüfte« bezeichnet, stecken nicht nur voller Salmonellen, son-

dern übertragen auch Tuberkulose sowie die Psittakose (Papageienkrankheit, eine üble Allgemeininfektion). Ausgesprochen ekelhaft sind zudem Taubenzecken und -milben, die darüber hinaus jeder Bekämpfungsmaßnahme trotzen. Mancherorts werden dadurch ganze Gebäude unbewohnbar.
Und die putzigen Igel werden dank ihres Stachelkleides durch Flöhe und Zecken zum Parasiten-Mutterschiff. Diese wiederum tragen ihre eigene Erregerlast. Zudem beherbergen die Stachelritter neben Salmonellen u. a. auch die Erreger von Pseudotuberkulose, Tollwut, Leptospirose und Herpes (Infektion über Speichel, Urin oder andere Körperflüssigkeiten). Liebe Eltern: Wenn Ihnen die Gesundheit Ihrer eigenen Brut am Herzen liegt, dann sind possierliche Igel zum Überwintern im eigenen Keller denkbar ungeeignet.
*Quelle: Riley, P. Y., Chomel, B. B.: Hedgehog zoonoses. Emerging Infectious Diseases 2005; 11: 1-5*
> Sind **Haustiere** gut für die Gesundheit?

K

## Was war die erfolgreichste Maßnahme im Kampf gegen Krebs?

Der Stopp einer Vorsorgemaßnahme. Nein, das ist kein schlechter Witz, sondern traurige Realität. Die dramatisch sinkenden Fallzahlen bei Brustkrebs-Neuerkrankungen in den USA wurden von Gesundheitsexperten zunächst als Triumph der Vorsorge gefeiert. Eine sorgfältige Analyse erbrachte jedoch, dass dies nicht der Mammografie, sondern dem Stopp der Hormonersatztherapie mit Östrogen und Gestagen (HRT) zu verdanken war. Diese Therapie war rund zwei Dritteln aller Frauen ab den Wechseljahren verordnet worden, um Herz-Kreislauf-Erkrankungen und Osteoporose vorzubeugen. Stattdessen förderten die Hormone vor allem Krebs von Brust und Eierstöcken, viele Frauen starben vor ihrer Zeit an Herzinfarkt und Schlaganfall; daneben schädigten die Hormone die intellektuellen Fähigkeiten. Zahlreiche Studien mussten aufgrund der verheerenden Nebenwirkungen abgebrochen werden. Dabei hätte man sich auch denken können, dass der Körper seinen Hormonhaushalt in der Lebensmitte nicht ohne Grund umorganisiert. Wechseljahre sind keine Krankheit, sondern eine hormonelle Anpassung, die die fruchtbare Phase der Frauen beendet, um ihnen ein längeres Leben zu ermöglichen. So können sie sich um ihre Enkelkinder (»Oma-Effekt«) kümmern und vergrößern damit ihren Fortpflanzungserfolg. Wer glaubt, der menschliche Körper

müsse auch im Alter hormonell auf jugendlichen Hochtouren laufen, zahlt unter Umständen einen hohen gesundheitlichen Preis.
*Quellen: WHI: Risks and benefits of estrogen plus progestin in healthy postmenopausal women: principal results from the Women's Health Initiative randomized controlled tiral. JAMA 2002; 288: 321-333; Chlebobowski, R. T. et al.: Breast cancer after use of estrogen plus progestin in postmenopausal women. New England Journal of Medicine 2009; 360: 573-578*
> Aber die Früherkennung schadet doch nicht?

K

## Ist Kuhmilch nur fürs Kälbchen geeignet?

Sie sei nicht für den Menschen da, behaupten nicht wenige Ernährungsberaterinnen. Klingt logisch, in der Tat ist Kuhmilch fürs Kälbchen gedacht. Aber dass andere Tiere keine Kuhmilch trinken, liegt nicht daran, dass sie aus tiefster Überzeugung darauf verzichten, sondern daran, dass sie nicht melken können. Bietet man ihnen Milch an, trinken sie diese bereitwillig - man denke nur an Katzen! Da Milch die erste Nahrung aller Säugetiere ist, ist sie weitaus bekömmlicher als Produkte, die nicht unmittelbar zum Verzehr bestimmt sind, etwa Getreide oder Pilze. Abgesehen davon: Eier sind dafür da, dass sie ausgebrütet werden - und nicht, um sie in die Pfanne zu hauen. Weizenkörner sind die »Kinder des Ackers«, sie sollen im nächsten Jahr wieder auskeimen. Wenn wir die »Trinkt keine Kuhmilch«-Philosophie ernst nehmen, bleibt uns am Schluss nicht mehr viel, außer vielleicht »Frischgezapftes« aus der Brust einer drallen Amme - und ausnahmsweise macht Milch dann auch müde Männer munter.
> Wozu brauchen Frauen einen Busen?

## Wie kann ich mich vor ärztlichen Kunstfehlern schützen?

Gar nicht. »Einem intelligenten Patienten sollte klar sein, dass die Ausübung der Medizin keine exakte Wissenschaft ist. Fehler sind unvermeidlich«, konstatiert der Kardiologe Bernard Lown. Schließlich geht der Patient deshalb zum Arzt, weil er selbst nicht mehr weiterweiß. Der Erwerb von Illustrierten, die die besten 100 Mediziner oder Kliniken ausloben, hilft auch nicht weiter. Schließlich geht solchen »Best of« gerne eine Zahlungsaufforderung in

beträchtlicher Höhe an die Ausgewählten voraus. Wer möchte schon von einem Scheckbuchmediziner behandelt werden?
Ärzte müssen jeden Tag eine Fülle von Entscheidungen treffen, oft auf der Grundlage unvollständiger oder widersprüchlicher Befunde. Fehler, auch solche mit ernsten Konsequenzen, sind auch dann unvermeidbar, wenn der Arzt besonders befähigt ist. Haut ein Zimmermann mit dem Hammer daneben, gibt's einen blauen Daumen. Rutscht einem Chirurgen das Skalpell aus, freut sich der Bestatter. Kunstfehler sind der unvermeidliche Preis der Medizin. Weit folgenreicher als Kunstfehler sind für die Masse der Patienten falsche, weil willkürlich festgelegte Grenzwerte, die Gesunde in Kranke umdeuten, sowie Pseudodiagnosen (»Sie sind zu fett!«), die keinem weiterhelfen. Hier handelt es sich nicht um unvermeidliche Fehler, sondern um die Ausnutzung der Angst und Unerfahrenheit von Hilfesuchenden.
*Quelle: Lown, B.: Die verlorene Kunst des Heilens. Suhrkamp, Frankfurt/M. 2004*
> Zu Nebenwirkungen fragen Sie Ihren Arzt oder Apotheker ...



## Haben Kunstfurzer einen Vogel?

Kunstfurzen war in den großen Zeiten des Varietés um die Wende vom 19. zum 20. Jahrhundert ein ehrbares und keineswegs anrüchiges Gewerbe. Der unbestrittene »König der Darmwinde« war Joseph Pujol, dessen Auftritte im Pariser Moulin Rouge um 1890 sogar der umjubelten Schauspielerin Sarah Bernard die Schau stahlen. Pujol hat die Kunst, Luft oder auch Wasser in den Körper einzusaugen und anschließend durch kontrolliertes Öffnen des Schließmuskels wieder abzugeben, zu einer unerreichten Meisterschaft entwickelt. So konnte er Geräusche wie Donnern oder das Zerreißen von Stoff erzeugen, Kerzen ausblasen oder gar mit der Flöte »Au clair de la lune« spielen. Pujol durchspülte auch seinen gesamten Darmtrakt jeden Tag auf ganz individuelle Weise, wurde sehr alt und soll niemals krank gewesen sein.
Auch im Tierreich ist diese Art des Broterwerbs nicht unbekannt. So schluckt die australische Tasman-Erddrossel kräftig Luft, hockt sich auf den Boden und furzt so kräftig, dass die Regenwürmer in der Streu erschreckt zusammenzucken. Daraufhin dreht sich der Vogel blitzschnell um, schnappt sich den Wurm, läuft ein paar Schritte und wiederholt das Ganze so lange, bis er sich seine Tagesration an Würmern zusammengefurzt hat.
> Was sind Nonnenfürzle?

## Welche Folgen hat Kunstlicht?

Dazu der Altmeister der Lichtforschung Fritz Hollwich, Augenarzt und Professor an der Universität Münster: »Helles, weißes Kunstlicht von 3500 Lux für rund 14 Tage [löst] eine Stressreaktion aus, während Tageslicht gleicher Intensität einen wohltuenden, vitalisierenden Effekt hat.« Hollwich hatte zwei Wochen lang Studenten tagsüber hellem Neonlicht ausgesetzt. Er fand bei den meisten einen massiven Anstieg der Stresshormone im Blut, der sich erst nach zwei Wochen Sonnenlicht wieder normalisierte. Kunstlicht bedeutet offenbar Dauerstress für den Körper und wirkt ähnlich wie Mobbing am Arbeitsplatz.
Besonders eindrucksvoll sind die Erfahrungen der Besatzungen von Atom-U-Booten. Die Männer müssen manchmal monatelang auf Tauchstation bleiben. Die wichtigsten Beschwerden sind Depressionen, Fettsucht am Rumpf, Diabetes, Schlafstörungen und Bluthochdruck. Diese Aufzählung erinnert fatal an jene Malaisen, die gewöhnlich auf falsche Ernährung zurückgeführt werden. Im Gegensatz zum Kunstlicht senkt Tageslicht den Cortisolspiegel und beugt damit Übergewicht, Diabetes und Herzinfarkt vor. Und warum hört man davon so wenig? Die Sonne gibt's gratis.
*Quelle: Pollmer, U. et al.: Liebe geht durch die Nase. Kiepenheuer & Witsch, Köln 2002*



> Was ist das beste Mittel gegen Übergewicht bei Kindern?

## Warum finden Kinder ein leckeres Kürbissüppchen oft nur zum Speien?

Das hängt offenbar damit zusammen, dass Kinder eine feine Zunge haben und Bitterstoffe besser herausschmecken als Erwachsene. Schließlich reagieren sie auch empfindlicher auf Gifte. Für den gelegentlich bitteren Geschmack von Kürbissen, aber auch von Zucchini, Melonen oder Gurken ist die Stoffgruppe der Cucurbitacine verantwortlich. Deshalb probiert man diese Gemüse in der Küche noch im Rohzustand. Wenn sie bitter sind, ab in den Kompost.
Cucurbitacine sind immerhin so toxisch, dass es immer wieder zu Vergiftungen kommt - bei Kindern und alten Menschen gelegentlich sogar mit tödlichem Ausgang. Dafür genügen manchmal ein paar Löffel Suppe. In der Fach-

presse sind Vergiftungen durch Kürbiscreme- oder Zucchinisuppe - als Vorspeise! - beschrieben, die nur »einen leicht bitteren Geschmack« hatten. Wenn Kinder ihr Gemüse nicht essen wollen oder Kräuter nicht mögen, ist das ein freundliches Warnsignal von Mutter Natur an die Küchenchefin.
*Quellen: Bernhard, M. K. et al.: Cucurbitacin-Vergiftung durch Kürbisse - ein Fallbericht. Kinder- und Jugendmedizin 2003; 5: 199-200; Kirschman, J. C.: Recent food poisonings from cucurbitacin in traditionally bred squash. Food and Chemical Toxicology 1989; 27: 555-556*
> Warum mögen die meisten Kinder **Pommes** lieber als Pellkartoffeln?

## Wieso züchtet man die riskanten Stoffe beim Kürbis nicht einfach heraus?

K

Das hat man bei den Speisekürbissen und Zucchini längst getan - die Wildformen, die Zierkürbisse, sind hochgiftig! Bis heute schützen sich die Zierkürbisse damit vor Fraßfeinden. Und genau darin liegt das Problem: Dadurch, dass sich Speise- und Zierkürbisse in der Schrebergartenkolonie gegenseitig befruchten, erhält man bei der Ernte des Gemüses ein Saatgut, in das die wilde Verwandtschaft eingekreuzt ist. Wenn man daraus wieder neue Pflanzen zieht, sehen die zwar so aus wie Gemüsekürbisse oder Gartenzucchini, sie können aber erhebliche Mengen an Cucurbitacinen enthalten.
Eine zweite Ursache für das unerwartete Auftreten der Gifte sind Rückmutationen in Richtung Wildpflanze. Daher kommt es dort, wo giftige Kürbisgewächse wild wachsen - etwa in Südafrika -, bei Weidetieren immer wieder zu beträchtlichen Verlusten. Kinder, die sich mit den hierzulande üblichen Cucurbitacinen vergiftet haben, klagen zunächst über Schleimhautreizungen, dann kommt es zu Erbrechen, gefolgt von schmerzhaften Durchfällen. Das Motto »Es wird gegessen, was auf den Tisch kommt« ist bei Kürbisgewächsen wohl die falsche Maxime.
*Quelle: Neuwinger, H. D.: Afrikanische Arzneipflanzen und Jagdgifte. WVG, Stuttgart 1994*
> Wie wichtig ist das elterliche **Vorbild** für die Ernährung des Kindes?

## Ist Lachen eine Droge?

Sieht so aus. Komik aktiviert nach einer kernspintomografischen Studie der Universität Stanford ein Belohnungszentrum im Gehirn, den Nucleus accumbens. Der lässt sich ansonsten auch durch Kokainschnupfen anregen. Je komischer der Witz, desto mehr Dopamin, der Botenstoff für gute Laune, wird ausgeschüttet und desto heftiger das Kichern. Und wie jede Droge hat Lachen natürlich auch Nebenwirkungen: tränende Augen, Bauchkrämpfe und Atemnot. Besonders vorwitzige Spaßvögel sollen sich schon totgelacht haben.

*Quelle: Mobbs, D. et al.: Humor modulates the mesolimbic reward centers. Neuron 2003; 40: 1041-1048*

> Was ist die aberwitzigste Fälschung bei Lebensmitteln?

L

## Was sind die besten Rezepte für ein langes Leben?

Die Krux mit Rezepten ist, dass man immer erst weiß, was sie taugen, nachdem man sie ausprobiert hat. Deshalb ist es vielleicht vernünftig, einen kurzen Blick auf das Leben von Menschen zu werfen, die ein besonders hohes Alter erreicht haben. Bis 1995 galt der Japaner Izumi Shigechiyo (1865-1986) mit 120 Jahren als ältester Mensch auf der Welt. Der Zuckerrohrfarmer rauchte und war ein großer Freund des japanischen Reisschnaps Shochu. Sein Motto: »Sich keine Sorgen machen und alles der Sonne und Buddha überlassen.«

Die längste bestätigte Lebensspanne erreichte die Französin Jeanne Calment, die 1997 im Alter von 122½ Jahren starb. Sie war sportlich und kunstinteressiert, lernte mit 85 Jahren Fechten, fuhr bis 100 Fahrrad und zog erst mit 110 in ein Altenheim. Nach eigenen Angaben tat sie nie etwas Besonderes, um gesund zu bleiben, rauchte bis 117 - dann wurden ihre Augen zu schlecht, um sich noch eigenhändig eine Zigarette anzuzünden - und wusste einen guten Portwein zu schätzen.

Die Liste der ältesten noch lebenden Männer wurde bis vor Kurzem von dem Briten Henry Allingham (1896-2009) angeführt. Der Mitbegründer der britischen Royal Air Force, der 113 Jahre alt wurde, hat zeit seines Lebens aus dem Vollen geschöpft. Nach dem Geheimnis seines hohen Alters gefragt, antwortete er: »Zigaretten, Whisky, wilde, wilde Frauen - und viel Humor!«

Sicher keine repräsentative Stichprobe, aber die Altersforschung erbrachte höchst Ernüchterndes für Präventivmediziner und Gesundheitsapostel: Die Steinalten haben zeitlebens einfach nur das getan, was ihnen gepasst hat, ganz gleich, was gerade angesagt war. Auf die Empfehlungen (längst verblichener) Experten haben sie gepfiffen.

*Quellen: Allard, M. et al.: Jeanne Calment: From Van Gogh's time to ours: 122 extraordinary years. W. H. Freeman, New York 1998; Allingham, H., und Goodwin, D.: Kitchener's last volunteer: The life of Henry Allingham, the oldest surviving veteran of the Great War. Mainstream Publishing, Edinburgh 2009*

> Sollten wir uns dem gesellschaftlichen **Zwang** zu einer »gesunden Lebensweise« entziehen?

## Mein Mann ist ein notorischer Langschläfer. Wie kann ich ihn zum Frühsport animieren?

L

Wenn Ihnen an Ihrer Ehe gelegen ist, dann lassen Sie's lieber sein. Ob jemand morgens frisch und munter aus dem Bett hüpft oder nur mit Mühen aus den wohlig warmen Federn kommt, hängt von seinem Chronotyp (von griechisch: »chronos«, Zeit) ab, also von seinem ganz persönlichen biologischen Rhythmus.

Da gibt es zum einen extreme Lerchentypen, die bereits bei Sonnenaufgang Bäume ausreißen können, und zum anderen ausgesprochene Nachteulen wie Honoré de Balzac, die nach Sonnenuntergang erst richtig munter werden. In der Regel unterscheiden sich diese Typen auch im Koffeinkonsum - bei den Lerchen sind es Tassen, die Eulen brauchen Kannen, denn Koffein gleicht Lichtmangel aus.

Dabei sind Eulentypen rund dreimal häufiger als Lerchen. Insofern läuft unsere moderne Arbeitswelt dem Körperrhythmus vieler Menschen diametral entgegen. Aus Sicht eines Nachtmenschen geht die biologische Uhr von Lerchentypen um bis zu zwei Stunden vor - da hilft beim Zusammenleben nur gegenseitiges Verständnis.

*Quellen: Pollmer, U. et al.: Prost Mahlzeit. Kiepenheuer & Witsch, Köln 2001; Roenneberg, T. et al.: Life between clocks: Daily temporal patterns of human chronotypes. Journal of Biological Rhythms 2003; 18: 80-90*

> Wird man als **Frühaufsteher** geboren, oder ist das Erziehungssache?

## Hilft die Lebensmittelampel beim Einkauf?

Die Ampel hat Folgen - aber anders als gedacht. Sie ist der Sargnagel für traditionelle Lebensmittel und für fast alle Qualitätsprodukte. Ein herzhafter, gereifter Bergkäse ist aus Sicht der Ampel zu fett, zu salzig, zu kalorienreich und enthält zu allem Überfluss auch noch Cholesterin. Da leuchtet es überall rot. Deshalb greift der Verarbeiter von Lebensmitteln heute lieber zum Analogkäse. Der besteht primär aus Wasser, ein wenig Milcheiweiß und etwas Pflanzenfett. Er ist damit fettarm, kalorienarm, salzarm und enthält noch dazu gleich das Glas Wasser, das wir stets trinken sollen. Die Ampel schaltet auf Grün! Praktisch alles, was bewährt ist und bisher Leib und Seele zusammenhielt, kommt nun auf den Index. Allerorten arbeiten die Hersteller intensiv daran, hochwertige und teure Zutaten durch wasserhaltige, kalorienarme und fettreduzierte Fälschungen zu ersetzen. Wer es nicht tut, landet beim nächsten Warentest am Pranger.

> Warum ist Rapsöl plötzlich so gesund?

L

## Gefährdet Lesen die Gesundheit?

Nach Ansicht erfahrener Ärzte war das Lesen für Mädchen jahrhundertelang ähnlich gefährlich wie die Selbstbefleckung bei den Jungen. Durch die Lektüre eines spannenden Buches käme es, so die Fachwelt, zu einer schädlichen Erregung der Nervenendigungen, was »die Körperorgane negativ beeinflusst und den Nerventonus mindert«. Das Leselaster gefährde nicht nur die »sittliche Gesundheit«. Es würde auch »das Herz vergiften« oder gar »zu unnützem Nachdenken« führen, was wiederum die geistige und körperliche Verfassung junger Menschen nachhaltig zerrütten könne. Ganz besonders würden Kinder beiderlei Geschlechts durch die Lektüre »um ausreichend körperliche Bewegung betrogen«. Die Folge: »Ihre Muskeln erschlaffen, und ihre Gesundheit nimmt Schaden.«

Wer Romane schrieb, galt als Verführer. Dieses Thema griff Gustave Flaubert in seiner *Madame Bovary* ganz offensiv auf: Durch die Lektüre von Liebesromanen und die damit verbundene »leidenschaftliche Erschütterung« befindet sich Madame bald in einer Scheinwelt von Tagträumen, die sie mit der Realität verwechselt. Die Ärmste sucht nun die Liebesaffären der Romane, kauft sich Luxusgüter, verstrickt sich in Lügen und Schulden. Als Ausweg bleibt ihr

nur noch eine kräftige Dosis Rattengift. Und schuld an all dem Elend waren nur die billigen Romane, die Madame in ihrer Jugend gelesen hatte ...
Damals galt fürs Lesen das Gleiche wie heute für die Ernährung: Nur langweilige und wenig nahrhafte Produkte galten als »gesund«.
*Quellen: Langhans, D.: Von den Lastern, die sich an der Gesundheit der Menschen selbst rächen. Emanuel Haller, Bern 1773; Jekeli, I.: Schmutz und Schund im Kaiserreich. Parapluie.de 1997/98 No.3*
> Heilen Worte denn auch?

## Geht Liebe tatsächlich durch den Magen?

Da bekanntlich keine Liebe so aufrichtig ist wie die Liebe zum Essen, übt die Feinschmeckerei zweifellos einen positiven Einfluss auf das Eheglück aus. »[So] zieht das gleiche Bedürfnis die Ehegatten an den Tisch, die gleiche Neigung hält sie dort fest und ganz selbstverständlich lässt einer dem anderen diese kleinen Aufmerksamkeiten zukommen, die den Wunsch verraten, sich von seiner liebenswürdigsten Seite zu zeigen. Die Art, wie die Mahlzeiten verlaufen, wirkt sich entscheidend auf das allgemeine Lebensglück aus«, weiß der französische Philosoph und Feinschmecker Brillant-Savarin (1755-1826). Es ist bei Tisch nicht anders als im Bett: Eine gemeinsame Leidenschaft bindet.
> War der Hund schon immer der beste Freund des Menschen?



## Regt Lob das Wachstum an?

Loben sei wie Dünger, hat ein kluger Mann einmal gesagt: Kinder brauchen es für ein gesundes Wachstum, aber es muss wohldosiert und zur richtigen Zeit erfolgen. Ein spontanes, ehrlich gemeintes Lob für eine gute Leistung wird immer als Ansporn empfunden; ein »taktisches« Lob, das zu einem bestimmten Verhalten motivieren soll, durchschauen Kinder in der Regel recht schnell. Überdüngung schadet auch hier der Qualität. Und ein als Lob verpackter Tadel (»Warum nicht gleich so?«, »Na siehst du, es geht doch!«) zieht eher runter, als dass es aufbaut. Aber solange sie sich nicht von Erziehungsratgebern verwirren lassen, können sich die meisten Eltern und gute Lehrer auf ihre Intuition verlassen. Lob an der richtigen Stelle lässt das Selbstbewusstsein von Kindern zweifellos wachsen.

## Seit ich mit meinem Lover zusammenwohne, habe ich vier Kilo zugenommen. Warum?

Wer mit seinem Liebsten in eine gemeinsame Wohnung zieht, nimmt häufig ein paar Kilo zu. Aber nicht, weil die beiden ab jetzt nur noch vor dem Fernseher sitzen und Chips knuspern, sondern weil der Körper der Frau für die erwartete Schwangerschaft noch ein paar Extrapfunde zulegt. Damit's ein Prachtkerl wird, kommen zwei Kilo auf die linke und zwei auf die rechte Pobacke. Auch bei den Herren wird der Bauch manchmal etwas runder. Wenn sich die junge Dame mit der nötigen Hingabe ihren vorehelichen Pflichten widmet, baut sie bei ihrem Partner einen hormonellen Stau ab. Wenn das Testosteron sinkt, werden die Herren etwas stämmiger.

> Seit ich die Pille abgesetzt habe, langweilt mich mein Lover. Warum?

L

## Kann man Lupinen essen?

Glaubt man den Anbietern, so soll die »Sojabohne des Nordens« die Menschheit nähren und sie darüber hinaus vor Verkalkung, Gicht und Diabetes bewahren. Lupinenmehl kommt mittlerweile als Soja-Ersatz in Wurstwaren, Sojakäse oder Brotaufstrich. Tatsächlich ist die Lupine eine uralte Kulturpflanze - allerdings nicht zum Essen, sondern in erster Linie als Dünger. Schon im Alten Rom lieferte sie den Weizenfeldern den nötigen Stickstoff. Heute sind Lupinen in den Anden ein Nahrungsmittel. Allerdings werden die bitteren Lupinensamen vor dem Verzehr entgiftet. Dazu kocht man sie eine halbe Stunde lang und lässt sie anschließend drei Tage lang von fließendem Wasser durchspülen. In Europa wurde in den 1930er- und 1940er-Jahren aus den Bitterlupinen die essbare Süßlupine gezüchtet. Allerdings neigt sie dazu, wieder vermehrt Gifte (Alkaloide) zu bilden, falls der Landwirt versucht, sie aus eigenem Saatgut nachzuzüchten.

*Quelle: Cowling, W. A. et al.: Lupin - Lupinus L. Promoting the conservation and use of underutilized and neglected crops. IPGRI, Rom 1998; Vol. 23*

> Sind AFA-Algen eine sinnvolle Nahrungsergänzung?

## Kann ich mit Mammografie Brustkrebs vorbeugen?

Nein. Anders als Händewaschen, Moskitonetze oder Kondome beugt die Mammografie keiner Krankheit vor und kann das Erkrankungsrisiko auch nicht verringern; sie dient allein der Früherkennung. Frauen, die an einem Brustkrebs-Screening teilnehmen, erkranken also keineswegs seltener an Brustkrebs als diejenigen, die sich dem Massentest verweigern.
Die dunklen Seiten des Screenings - Überdiagnose und Übertherapie, Strahlenbelastung etc. - sind vielfältig belegt und unbestritten. Wie sieht es mit dem Nutzen aus? Erste Zweifel kamen bereits Ende der 1980er-Jahre auf. Inzwischen haben zwei dänische Forscher des renommierten Nordic Cochrane Centre die Studien der letzten Jahrzehnte einer Meta-Analyse unterzogen und müssen den Skeptikern recht geben: Es gibt keine wissenschaftlich zuverlässigen Daten, die belegen, dass Screening die Sterblichkeit durch Brustkrebs senkt. Es besteht sogar Grund zur Befürchtung, dass die »Vorsorgeuntersuchungen« mehr Leben kosten, als sie retten.
*Quellen: Götzsche, P. C., Olsen, O.: Is screening for breast cancer with mammography justifiable? Lancet 2000; 355: 129-134; Olsen, O., Götzsche, P. C.: Cochrane review on screening for breast cancer with mammography. Lancet 2001; 358: 1340-1342*
> Gehen Ärztinnen pflichtbewusst zur Brustkrebsvorsorge?

M

## Ist Meersalz besser als Kochsalz?

Man unterscheidet drei Arten von Salz: Siedesalz wird durch Einpumpen von Wasser in unterirdische Lagerstätten gewonnen. Dabei werden die Lager angebohrt, Spülrohre ins Bohrloch eingehängt und Süßwasser hineingepumpt. Das gelöste Salz steigt als Sole nach übertage auf, wo es in Salinen eingedampft wird. Steinsalz kommt aus bergmännischem Abbau. Um das unerwünschte Calciumsulfat zu entfernen, wird das Salz bei über 100 °C in Wasser gelöst, dabei bleibt das unlösliche Calciumsulfat zurück. Die Sole wird im Vakuum abgekühlt, das gereinigte Kochsalz kristallisiert aus. Meersalz erhält man in heißen Regionen durch Verdunsten von Meerwasser in sogenannten Salzgärten, in kalten Gegenden durch Ausfrieren von Meerwasser. Zunehmende Bedeutung als Salzquelle gewinnt die Meerwasserentsalzung zur Gewinnung von Trinkwasser. Weltweit wird etwa ein Drittel des

Salzbedarfs aus Meerwasser gewonnen. Siedesalz hat mit 99,9 Prozent den höchsten Reinheitsgrad. Stein- und Meersalz enthalten etwa ein Prozent Begleitstoffe, vor allem Calciumsulfat, daneben etwas Magnesium und Bromid. Diese feinen Unterschiede sind unserem Körper jedoch piepegal: Kochsalz ist Kochsalz - und genau das braucht unser Körper zum Leben. Alles andere sind Verunreinigungen, die im Salz ebenso wenig erwünscht sind wie in der Suppe.

> Woher kommt das Himalayasalz?

## Sind Mehrfachimpfstoffe besser als verteilte Impfungen?

Naturheilärzte empfehlen Eltern, ihre Kinder nicht mit einem Mehrfachimpfstoff zu impfen, um den Körper nicht gleichzeitig mit unterschiedlichen »Antigenen« zu überfordern. Diese »Antigene« als Bestandteile der Krankheitserreger sind für den Impfschutz verantwortlich. Aber das Problem sind nicht die »Antigene« des Impfstoffs, sondern etwas ganz anderes: der Booster. Schließlich interessiert sich unser Körper nicht für mausetote Viren oder Bakterien. Er entsorgt sie einfach. Um den Körper zur Bildung von Antikörpern zu animieren, muss er Gefahr wittern. Früher gab man deshalb Thiomersal dazu, eine ziemlich giftige Quecksilberverbindung, heute ist es Aluminium-3-Chlorid. Erst wenn der Körper von einem solchen Booster angegriffen wird, versucht er auch, den Feind zu erkennen, erwischt prompt die abgetöteten Viren oder Bakterien - und entwickelt Antikörper. Werden die Impfungen einzeln vorgenommen, wird jedes Mal die volle Dosis Booster benötigt. Mehrfachimpfstoffe haben allerdings einen Nachteil. Der Körper muss sich nun entscheiden, wogegen er immun werden will. Die Wirksamkeit ist naturgemäß geringer.

> Sind Impfungen bei Fernreisen sinnvoll?

## Bringt mentales Training echte Power?

Ja, das scheint tatsächlich zu klappen. Einer der ersten, die anekdotische Hinweise durch solide Experimente ersetzte, war der amerikanische Sportpsychologe William Straub: Als Sportart wählte er Darts, weil sie leicht zu erlernen und zu benoten ist. Straub bildete drei Gruppen aus Spielern glei-

cher Spielstärke: Eine Gruppe trainierte regelmäßig, eine zweite stellte sich das Werfen nur im Detail vor (mentales Training) und eine dritte übte gar nicht (Kontrollgruppe). Nach acht Wochen wurden die Leistungen aller drei Gruppen verglichen: Wie zu erwarten, zeigte die Kontrollgruppe keine Veränderung, die Gruppe, die täglich geübte hatte, verbesserte ihre Punktzahl deutlich – aber den Vogel schossen eindeutig die Dartspieler ab, die nur im Kopf trainiert hatten: Sie verbesserten ihre Leistung rund doppelt so stark wie die aktiv trainierende Gruppe.
Und das funktioniert offenbar nicht nur beim Pfeilwerfen, sondern auch bei vielen anderen Fertigkeiten, vom Sport bis zum Musizieren. Vor allem in der Reha erlaubt es Patienten schon im Krankenbett, die nötigen Trainingseinheiten mental vorwegzunehmen. Allerdings müssen die entsprechenden Fähigkeiten bereits eingeübt sein: Wenn Sie nicht Geige spielen können, hilft es Ihnen nichts, die Augen zu schließen und sich vorzustellen, in die Fußstapfen von Ann-Sophie Mutter zu treten.
*Quelle: Straub, W.: The effect of three different methods of mental training on dart throwing performance. Sport Psychologist 1989; 3: 133-141*
> Wie kriegt man einen Yips?

M

## Wird auch Milch gepanscht?

Muttermilch, direkt an der Quelle konsumiert, gehört zu den wenigen Lebensmitteln, die vor Panscherei einigermaßen sicher sind. Alles andere, was gehandelt wird, wird auch verfälscht. Früher war es üblich, Milch mit Wasser zu strecken, eine Praxis, die es auch heute noch gibt, wenn auch seltener. Verschlimmert wurden die Folgen des Panschens in der zweiten Hälfte des 19. Jahrhunderts durch Kinderärzte, die stillenden Müttern rieten, statt ihren Säuglingen eine ungewaschene Brust zu reichen, lieber zur »hygienischen« Flaschenfütterung mit den leicht zu reinigenden, gerade neu entwickelten Gummisaugern zu wechseln.
In den großen US-Metropolen wurden in Brauereien und Schnapsbrennereien unzählige kranke Rinder mit entzündeten Eutern gehalten und mit den noch dampfenden Brauereiabfällen (englisch: swill) gefüttert; diese »swill milk« wurde anschließend mit Wasser verdünnt, mit Kalk verrührt, mit Molasse abgetönt und als »frische Landmilch« verkauft. Milch war im 19. Jahrhundert nicht nur in Amerika eine gefährliche Mischung, sondern auch in Europa.

Welch verheerende Folgen das Panschen hatte, lässt sich erahnen, wenn man weiß, dass die Kindersterblichkeit bei der Belagerung von Paris 1870 um 40 Prozent *sank* – offenbar, weil die Mütter ihre Kinder selbst stillen mussten, da es keine Milch zu kaufen gab.
*Quelle: Wilson, B.: Swindled. John Murray, London 2008*

> Sollten **stillende Mütter** Sport treiben, um rasch wieder »in Form« zu kommen?

M

## Welche Milch wird neben Kuhmilch noch getrunken?

Stuten- und Eselsmilch wurden in traditionellen asiatischen Pferdehaltergesellschaften schon früh als Ersatznahrung für Säuglinge verwendet, und noch im 19. Jahrhundert gab es in Paris ein Kinderkrankenhaus mit angeschlossenem Eselstall. Heute wird aus vergorener Stutenmilch das mongolische Nationalgetränk Kumys hergestellt. Schafs- und Ziegenmilch dienen wie auch Büffelmilch vorwiegend der Käseherstellung. Kamele (Dromedare) werden in arabischen und nordafrikanischen Ländern ähnlich gemolken wie bei uns Kühe. Milchdromedare geben bis zu 20 Liter Milch am Tag, die frisch getrunken, aber auch zur Herstellung von Eiscreme und Schokolade genutzt wird.
Am rarsten dürfte Mäusemilch sein. Ein Liter kostet rund 20 000 Euro. Dafür braucht man etwa 4000 Mäusedamen, denn eine Maus gibt nur etwa einen Achtel Fingerhut Milch. Gemolken wird mit einer Pipette. Es sind jedoch nicht Dreisterneköche, die die Preise für diese ausgefallene Spezialität hochtreiben – die Pharmaindustrie braucht das Sekret für Forschungszwecke. Vielleicht lassen sich in Zukunft mit Mäusemelken doch noch echte Mäuse verdienen: Immerhin wurde 1981 an der Universität Ulm eine richtige Mäusemelkmaschine entwickelt.

> Wie bewährt ist **Molke** als Kurmittel?

## Kann der Verzehr von Erde Mineralstoffmangel ausgleichen?

Ja, dies praktizieren einige Fledermausarten, die sich ausschließlich von Früchten nähren und dadurch grenzwertig mit Calcium versorgt sind.

Während der Trächtigkeit und der Säugeperiode suchen viele Säuger gezielt nach Calciumerden. Diese Praxis ist auch bei Völkern verbreitet, die sich überwiegend pflanzlich ernähren. Pflanzen enthalten eine Reihe von Stoffen, die die Calciumaufnahme blockieren, etwa Phytin oder Oxalate. Bei einer vegetarischen Ernährung kann Calcium für eine Schwangere in den letzten beiden Trimestern knapp werden, denn dann hat das Skelett des Fötus einen erhöhten Bedarf. In der Tat sind es vor allem Schwangere, die zu speziellen Tonerden greifen. In Afrika ist dafür vor allem Erdmaterial von Termitenhügeln geschätzt, weil es sehr calciumreich ist. Diese Erdbrocken werden dort gehandelt wie andernorts Salz.
*Quellen: Diamond, J. M.: Dirty eating for healthy living. Nature 1999; 400: 120-121; Wiley, A. S., Katz, S. H.: Geophagy in pregnancy. Current Anthropology 1998; 39: 532-545*
> Wie kann ich dann Calciummangel verhindern?

M

## Wie wichtig sind die richtigen Mineralien im Mineralwasser?

Gar nicht. Wir sind ja keine Kieselsteine, die wachsen wollen und deshalb viele Mineralien brauchen. Viele Menschen übersehen, dass ein Überschuss an Mineralien auch nachteilige Wirkungen haben kann.
Haben Sie schon einmal überlegt, welche Wirkung stark mineralhaltiges Wasser auf die Bildung von Nierensteinen hat? Vielleicht begünstigt es auch Verkalkungen. In Regionen mit hartem, sprich: calciumhaltigem Wasser kommen Herzinfarkte häufiger vor als in solchen mit calciumarmem Wasser. Wer seinen Körper nicht mit einem Bergwerk verwechselt, ist mit Leitungswasser bestens bedient.
> Ist es eine Ente, dass es neben Wein- auch Wasser-Sommeliers gibt?

## Warum geht der Trend auf dem Catwalk zu immer dürreren Models?

Eleni Renton, Chefin einer Model-Agentur, die normal weiblich gebaute, kurvenreiche Unterwäschemodelle promotet, spricht aus, was jedermann weiß, aus Gründen der Political Correctness aber selten laut sagt: die Vorliebe vieler Designer für knabenhafte Körper: »Sie [die Couturiers] machen keine Kleider für den weiblichen Körper. Sie kreieren weibliche Kleidung für einen Männerkörper. Keine Hüften, kein Busen. Ich finde das absolut grotesk. Die Modeschöpfer sind verantwortlich.«

Das Topmodell Crystal Renn kennt diesen Wahnsinn aus eigener Erfahrung: »Models gelten ja oft als hirntot, aber ich glaube, manche von uns verhungern einfach nur [...] Dünner können die Models nicht werden. Dünner ist tot.« Sie schaffte als eine der wenigen den Sprung aus der Hungerfalle und arbeitet heute mit Konfektionsgröße 42 sehr erfolgreich als »Übergrößenmodel«. Wobei auch das eine gewagte Einstufung ist. Sie sieht einfach nur aus wie eine gut gebaute Frau.

*Quellen: Pavia, W., Rochell, H.: Size-zero models are no longer in vogue, top fashion house told. Times vom 13.6.09; Renn, C., Ingall, M.: Hungry. Simon & Schuster, New York 2009*

> Warum sind **Stöckelschuhe** für Frauen vorteilhaft?

M

## Kann man von **Mohngebäck** high werden?

In der guten alten Zeit standen Ihre Chancen auf einen entspannten Wohlfühlnachmittag dank eines saftigen Mohnstollens noch deutlich besser. Aber 2007 wurde der Morphingehalt im Speisemohn gesetzlich begrenzt. Anlass war ein Säugling, der durch ein altes Hausmittel zum Einschlafen - Milch, in der Mohn aufgekocht wurde - eine lebensgefährliche Vergiftung erlitt. Durch einen unglücklichen Zufall hatte die Mutter Mohn aus australischem Anbau erwischt, dessen Kapseln zur Gewinnung von medizinischem Opium gedient hatten.

Das arme Kerlchen schluckte dabei eine Dosis, die auch einen Erwachsenen für einige Zeit ins Land der Träume geschickt hätte. Nach dem Vorfall wurde die Höchstmenge für Morphin im Speisemohn auf 4 Milligramm pro Kilogramm festgesetzt. Um diesen sehr niedrigen Wert einzuhalten, kommt seither bei uns nur noch mit Heißwasser ausgelaugte Mohnsaat in den Handel. Wieder ein Etappensieg im Kampf gegen den legalen Drogenkonsum in der Weihnachtsbäckerei!

*Quelle: Sproll, C., Lachenmaier, D. W.: Morphingehalte im Mohn und deren Auswirkung auf die Lebensmittelherstellung. Lebensmittelchemie 2007, 61: 100*

> Ist **Lachen** eine Droge?

## Wie bewährt ist Molke als Kurmittel?

Vor ihrer Zeit als Liebling der Kurärzte stand sie bei den Maurern in hohem Ansehen: Die kippten sie einfach in Lehm und Mörtel. Das Molkeeiweiß sorgte dafür, dass der Putz nicht mehr bei Regen von der Wand gespült wurde. Ansonsten war Molke vor allem ein gutes Schweinefutter. In die Badewannen und Trinkbecher der Menschen schwappte sie erst im 19. Jahrhundert. Damals kamen Schweizer Senner auf die Idee, das Abfallprodukt nicht mehr dem einheimischen Borstenvieh, sondern ihren deutschen Gästen zu verabreichen. Alsbald entdeckten Ärzte die Heilkraft der grünlichen Plörre, und so wurden in den Schweizer Sanatorien Tuberkulosepatienten damit beglückt.

Anfang des 20. Jahrhunderts ebbte die Molkeeuphorie wieder ab. Die Ärzte machten für den Kurerfolg weder die Molke noch den Kurschatten, sondern die würzige Bergluft verantwortlich. Das war auch gut so - denn Kühe übertragen mit ihrer Milch die Tuberkulose auf den Menschen. Insofern waren damals Molkekuren und Molkebäder alles andere als ein Heilmittel. Diese Erkenntnisse blieben der Ärzteschaft glücklicherweise nicht verborgen, und so konnte man um 1900 den medizinischen Lehrbüchern folgende Einsichten entnehmen: »Molkekuren, welche früher in hohem diätetischen Ansehen standen, sind jetzt fast ganz aus der Therapie verschwunden. Ihre Wirkung besteht lediglich in der Beförderung der Darmentleerung. Meist entsteht nach längerem Gebrauch größerer Mengen stärkerer Durchfall.« Und damit war sie durchgefallen, die Molkekur ...

*Quelle: Abu, A.: Grundzüge der Ernährungstherapie. Enke, Stuttgart 1908*

> Halten Fastenkuren schlank?

M

## Sind wir von Natur aus monogam?

Eheliche Treue fordert zwar die christlich-abendländische Moral, aber schon die Beliebtheit von Affären sollte stutzig machen. Unter Biologen gilt als wichtiger Maßstab die Hodengröße: Je größer, desto größer ist die (Spermien-)Konkurrenz der Männchen untereinander. Werfen wir also einen Blick auf unsere nächsten Verwandten und ihre ehelichen Beziehungen: Gorillamännchen haben einen ganzen Harem zur Verfügung, und solange sie der Boss sind, kommt kein anderes Männchen an die Damenschar heran. Dementsprechend wirken ihre Hoden für ihren gewaltigen Körper geradezu winzig. Ganz anders Schimpansen: Sie leben in gemischten Horden, und ein Weibchen paart sich, wenn es fruchtbar ist, mit mehreren Männchen. Schimpansenmänner müssen also für Spermienkonkurrenz gewappnet sein und haben auffällig große Hoden. Die Hodengröße beim *Homo sapiens* liegt mittendrin.

Das spricht dafür, dass Männer sich der Treue ihrer Partnerinnen biologisch sicherer sind als Schimpansen, aber nicht so sicher wie Gorillas. Insgesamt gesehen ist Monogamie im Tierreich eher selten. Spötter behaupten, eine Art gilt nur so lange als monogam, wie niemand genauer hinschaut. Genanalysen haben in den letzten Jahren gezeigt, dass das Fremdgehen auch unter monogamen Tierarten ziemlich populär ist. Und schon Darwin vertrat die Ansicht, der Mann neige zur Vielweiberei. Eheliche Treue ist dem Menschen nicht in die Wiege gelegt, sondern eine soziale Übereinkunft, die häufig auf Zeit – z. B. Kinderaufzucht – geschlossen wird. Alles in allem kann man unsere Art als »gemäßigt polygam« einstufen.

> Gibt es Sex gegen Bares auch im Tierreich?

M

## Früher war unsere Tochter als Erste munter. Als Teenager ist sie ein Morgenmuffel. Woran liegt das?

Ihre Tochter ist schon okay, aber am Schulsystem ist etwas faul, weil es Jugendliche zwingt, gegen ihren natürlichen Rhythmus zu leben. Mit Beginn der Pubertät verschiebt sich die innere Uhr nach hinten. Doch Teenager brauchen mit durchschnittlich 9 Stunden immer noch deutlich mehr Schlaf als Erwachsene mit 7,5 Stunden. »Fast alle Teenager werden, wenn sie in die Pubertät kommen, zu wandelnden Zombies, weil sie viel zu wenig Schlaf bekommen«, meint James Maas, ein führender amerikanischer Schlafforscher. Häufig sinkt die Schulleistung mit Eintritt der Pubertät drastisch ab, aber nicht, weil die Teenager auf einmal nur noch andere Dinge im Kopf hätten, sondern aus ganz physiologischen Gründen.

»Warum müssen Teenager so früh am morgen zu lernen beginnen?«, fragt Maas. Das sei nicht nur den Schülern, sondern auch den Lehrern gegenüber unfair. Ganz gleich, wie viel Mühe sich Lehrer geben und wie interessant sie den Unterricht gestalten – das Schlafbedürfnis der Kids macht jeden Lernerfolg zunichte. Diese Teenager leiden nicht nur unter einem Schlafdefizit,

»sondern es wird von ihnen verlangt, hellwach zu sein, wenn ihre innere Uhr noch im Nachtmodus steckt. Diese Kids sind vielleicht schon in der Schule, aber ich bin überzeugt, dass ihr Gehirn noch zu Hause auf dem Kopfkissen liegt«, pflichtet Maas' Kollegin Mary Carskadon ihm bei. Ein Verschieben des Unterrichtsbeginns um eine Schulstunde nach hinten könnte mehr für die Lernfreude und den Schulerfolg von Teenagern bringen als viele andere, deutlich kostspieligere Maßnahmen.
*Quelle: Carskadon, M.A. et al.: Adolescent sleep patterns, circadian timing, and sleepiness at a transition to early school days. Sleep 1998; 21: 871-881*
> Morgenstund' hat Gold im Mund – und warum nicht Blei in der Futt?

## Galten Mumien bei uns tatsächlich als Functional Food?

Lachen Sie nicht! Bis 1924 konnte man bei der Darmstädter Firma Merck »Mumia vera aegyptiaca«, also echte ägyptische Mumie, zum Preis von 12 Goldmark pro Kilo erwerben. Laut *Merck's Index* von 1910 wurde Mumia vera aegyptiaca zu dieser Zeit allerdings nur noch bei Haustieren angewandt. Vorher, d.h. vom 10. bis weit ins 18. Jahrhundert, galt das Leichenpulver als bewährte Arznei gegen Schwindel, Lähmungen und Epilepsie, aber auch bei Schwindsucht und Blähungen. Des Weiteren wurde es bei Husten, Kopfschmerzen, Herzleiden, Gichtbrüchigkeit und Nierensucht vom Arzt verordnet. Äußerlich angewandt, sollte Mumia Wunden heilen und Wundbrand verhindern. Angesichts dieser außergewöhnlichen Kombination von vorzüglichen Eigenschaften ein ideales Nahrungsergänzungsmittel, das fürsorgliche Mütter ihren Kindern ins Essen rührten. Dann gab es mittags Mumie mit Spinat – damit's ein Prachtkerl wird.
*Quelle: Pollmer, U., Warmuth, S.: Pillen, Pulver, Powerstoffe. Eichborn, Frankfurt/M. 2008*
> Warum ist der Kannibalismus weitgehend verschwunden?

## Zu Nebenwirkungen fragen Sie Ihren Arzt oder Apotheker ...

... ein guter Rat, den wir gerne und zudem ständig hören. Was Ärzte und Apotheker aber nicht so gerne hören, ist die Tatsache, dass ihre Berufsgruppen häufig schlecht informiert sind, wenn es um Nebenwirkungen geht. Wer es wirklich wissen will, sollte sich die einzig verlässliche Quelle, das Arzneimittelkursbuch, beschaffen - das leider nicht im (üblichen) Buchhandel erhältlich ist. Wer die Kosten scheut, kann seinen Arzt oder Apotheker bitten, dass er ihm den schweren Schinken gibt und die fraglichen Seiten heraussucht. Besitzt dieser das Werk nicht oder kennt er sich darin nicht aus, sollten Sie sich schleunigst einen neuen Arzt oder Apotheker Ihres Vertrauens suchen.
*Quelle: Arzneimittelkursbuch 2007/08: Fakten und Vergleiche für 14 500 Medikamente, ATI Arzneimittelinformation, Berlin 2006*
> Können Placebos auch schaden?

N

## Hat Nikotin auch gesundheitliche Vorteile?

Natürlich, das ist bei einem so potenten Wirkstoff wie Nikotin eigentlich unvermeidlich. Tabak gehört zu den Nachtschattengewächsen, die ein wichtiger Bestandteil des Arzneischatzes der Menschheit waren und wie im Falle der Tollkirsche bis heute sind. Rauchen fördert nicht nur Lungenkrebs, sondern verringert gleichermaßen auch das Risiko von Alzheimer und Parkinson, es heilt die Darmkrankheit Colitis ulcerosa und die Hautkrankheit Pyoderma gangraenosum, es hilft bei Hyperaktivität sowie bestimmten Formen der Epilepsie. Besonders kurios: Es normalisiert neurologische Schäden, die durch toxische Belastungen - etwa durch Barbiturate - während der Schwangerschaft eingetreten sind. Da Nikotin nicht patentierbar ist, sucht die Pharmawirtschaft fieberhaft nach Stoffen, die genauso wirken, aber eine etwas andere chemische Struktur aufweisen. Damit wäre sie auch aus der Schusslinie der Antiraucherkampagnen.
Es geht hier nicht um Werbung für Tabak, sondern um Ehrlichkeit. Noch dazu gibt es andere Möglichkeiten, Nikotin zu applizieren, als das Rauchen. Aber wenn sich auf den Zigarettenpackungen Krankheitsdrohungen aller Art tummeln, wäre es ein Gebot der Fairness, hin und wieder auch einmal diese

Erkenntnisse aufzudrucken. Sonst könnte man glatt auf den Gedanken kommen, dass es der Gesundheitsaufklärung gerade nicht darum geht aufzuklären ...

*Quellen: Wonnacott, S., Marks, M. J.: Nicotine; not just for cigarettes anymore. Drug Discovery Today 1999; 4: 490-492; Changeux, J. P., Taly, A.: Nicotinic receptors, allosteric proteins and medicine. Trends in Molecular Medicine 2008; 14: 93-102*

> Wie wurde Salz zum Suchtgift?

## Was sind Nonnenfürzle?

Ein saftiges, gezuckertes Schmalzgebäck, ähnlich wie Krapfen, das besonders im süddeutschen Raum gern gegessen wird und traditionell zur Fastnacht gehört. Nach älteren Quellen handelte es sich mancherorts um ein lebkuchenartiges Gebäck mit Rosinen und Mandeln, das mit einer süßen Sauce gegessen wurde. Andernorts wurde der Teig mit Butter gemacht und mit Rosenwasser verfeinert. Wie dem auch sei - so etwa stellten sich die Spötter das süße Leben der Nonnen vor: wie eine Made im Speck.

Natürlich fehlt es nicht an Versuchen, die freche, derbe Sprache des einfachen Volkes politisch-korrekt umzudeuten. Die einen wähnen im Furz die französische »Farce«, die anderen vermuten gar eine wundersame Sprachwandlung aus »von Nonnen am besten zubereitet«. Was wird da wohl aus Gerichten wie »Buabaspitzle« (schwäbisch für Knabenpimmelchen = Spätzle) oder »Herrgottsbscheißerle« (ein Teigmantel verbirgt das unfromme Fleisch = Maultaschen)?

Nonnenfürzle schmecken nicht nur gut, sondern sind mir [der Autorin] auch durch meine Großmutter unvergesslich, die als Kind des Rheinlands im Allgäu zum Bäcker geschickt wurde, um dort selbige Spezialität zu erwerben. Weil ihr das Gewünschte gar zu gotteslästerlich erschien, verlangte sie dann im Laden zart errötend »geweihte Blähungen«.

*Quelle: Grimm, J., Grimm, W.: Deutsches Wörterbuch. Elektronische Ausgabe, Zweitausendeins 2004*

> Sind Blähungen bedenklich?

## Warum enthalten Obst und Gemüse mehr Keime als Hähnchenkeulen?

Weil jede Art von Rohkost hygienisch problematisch ist. So kann Naturdünger – beispielsweise aus dem Gesäß eines maladen Rindviehs – Krankheitskeime enthalten, die von den Pflanzen über die Wurzeln aufgenommen werden oder an der Oberfläche haften bleiben. Das ist besonders für Obst und Gemüse aus Ländern der Dritten Welt ein Problem, weil sich die dortigen Landwirte oftmals keinen ordentlichen Kunstdünger leisten können, dafür aber über interessante Keime verfügen, die bei uns noch niemand kennt. Zum anderen ist das kostbare Wasser zur künstlichen Beregnung dort – und nicht nur dort – häufig fäkal verunreinigt. Teilweise kommt der Inhalt der Kanalisation direkt als Dünger-Bewässerungs-Mixtur in die Plantagen. So werden Keime und Parasiten gleichmäßig auf der Ernte verteilt.
Während Hähnchen bei der Schlachtung gesund sein müssen und daraufhin auch kontrolliert werden, interessiert sich bei Obst und Gemüse kein Schwein für die Keimbelastung. Durch die Globalisierung, durch die vielen exotischen Produkte aus aller Herren Länder steigt auch das Risiko. Bratwürste aus Ostafrika fänden hier wohl nur wenig Kunden, aber bei Frischobst fragt sich niemand, ob es mit Abwässern aus dem nahe gelegenen Krankenhaus beregnet wurde.
*Quelle: Lynch, M. F. et al.: The growing burden of foodborne outbreaks due to contaminated fresh produce: risks and opportunities. Epidemiology and Infection 2009; 137: 207–215*
> Wie lecker sind rohe Sojasprossen?

O

## Wie haben sich eigentlich die antiken Olympioniken ernährt?

Damals waren vor allem Faust- und Ringkämpfe beliebt. Der wohl berühmteste Fighter war Milon von Kroton, der im 6. Jahrhundert v. u. Z. lebte. Er war von Natur aus ein Hüne mit gewaltigem Kampfgewicht. Von ihm ist folgender Speiseplan überliefert: acht bis neun Kilo Fleisch, die gleiche Menge Brot und an die zehn Liter Wein – und das nicht etwa pro Woche, sondern pro Tag! Mag sein, dass damals noch nicht alle Mitbewerber diese Mengen mühelos verputzen konnten. Doch knapp 200 Jahre später berichtet Aristo-

teles von einer Anankophagie, einer »Zwangsernährung«, der sich alle Ringer unterziehen mussten. Hauptnahrungsmittel war Fleisch, als Beilage gab's Weißbrot, damit die Kerle zu Kräften kamen. Runterzuspülen mit einer passenden Menge Wein ...
*Quelle: Swaddling, J.: The Ancient Olympic Games. British Museum Press, London 1999*
> Wie sieht eine vernünftige Sportlerernährung aus?

## Was haben die modernen Olympischen Spiele mit Religion zu tun?

O

Eine ganze Menge. Die Olympischen Spiele wurden Ende des 19. Jahrhunderts wieder eingeführt, also zu einer Zeit, als der vernunftbetonten Aufklärung allmählich die Puste ausging. Das Pendel schwang vom Denken zum Glauben zurück, und Sport eignete sich ideal als neues Objekt der Verehrung: perfekt geformte Körper, Fahnen, Rituale, Eide und unter Blut, Schweiß und Tränen erkämpfte Höchstleistungen. Beispielhaft in Szene gesetzt wird der neue Körperkult in Leni Riefenstahls Film *Olympia,* den die Schauspielerin, Regisseurin und Hitler-Verehrerin im Auftrag des Internationalen Olympischen Komitees und des Reichsministeriums für Volksaufklärung und Propaganda über die Spiele 1936 in Berlin drehte. Der Film feiert den Übermenschen und sei »eine Anbetung muskulöser Kämpfer«, so das *Metzler Filmlexikon*. Hinter dieser religiösen Überhöhung steckte Methode: Der Körper eines jungen Menschen, so Adolf Hitler, gehöre nicht ihm selbst, sondern der Volksgemeinschaft. Er müsse schon in »frühester Kindheit [...] die notwendige Stählung für das spätere Leben erhalten«.
Der Ausgang der Geschichte ist bekannt: Die sportgestählte deutsche Jugend wurde als Kanonenfutter verheizt und verblutete auf den Schlachtfeldern der Welt. Konsequenterweise wurden 1945 nach dem Zusammenbruch des Dritten Reichs von den Alliierten Leibeserziehung und Sport als faschistisches Treiben verboten. Inzwischen sind Körperkult und die Jagd nach immer extravaganteren olympischen Rekorden wieder eine Säule unserer Gesundheitsreligion.
*Quelle: Kontrolldirektive Nr. 23 der Alliierten vom 17.12.45: Beschränkung und Entmilitarisierung des Sportwesens in Deutschland.*
> Welche Sportarten schädigen das Denkvermögen?

## Warum wurde jahrhundertelang behauptet, Onanie führe zu Rückenmarksverlust?



Die Angst vor unkontrollierter Sexualität war einst so populär wie heute die Vorstellung, Fett mache dick und Diäten machten schlank. Vor 100 Jahren wusste jeder Arzt, jeder Lehrer, jeder Priester, dass »Selbstbefleckung«, wie die Onanie damals genannt wurde, ein schlimmes Ende nimmt, und sie wurden nicht müde, ihre Klientel mit Horrorvisionen zu erschrecken: »Das Laster der Onanie, seine ungeheure Verbreitung, seine Ursachen und entsittlichenden Folgen« lautete ein Titel der damaligen »Aufklärungsschriften«. Vielleicht eine Kostprobe aus den Schriften der Jugendschützer und Vorsorgemediziner? Die »Onanie (Selbstbefleckung) gehört zum Gebiet der fleischlichen Verbrechen [...] wodurch geistige und körperliche Schwäche, Entartung und gänzliche Zerrüttung eintritt [...] Kein Laster ist auf der ganzen Erde so weit verbreitet wie dieses, keins so leicht auszuüben wie dieses; leider ahnt die große Mehrzahl der Onanisten nicht das Verderbliche ihres Thuns [...] Bei Fortschreiten desselben muss die betreffende Person körperlich und geistig verkrüppeln.« Mit diesen Worten warnte 1900 der Papst der Naturheilverfahren, F. E. Bilz, die Jugend vor dem Verderben. Auflage: 800 000 Exemplare. Was heute wie ein schlechter Witz klingt, hat das Leben von Generationen von Deutschen bestimmt.

*Quelle: Bilz, F. E.: Das neue Naturheilverfahren. Eigenverlag, Leipzig 1900*

> Was schützt vor Prostatakrebs?

## Dass Onanie Körper und Geist ruiniert, haben doch nur Spinner behauptet!

Spinner schon, aber sie haben das Meinungsbild ihrer Zeit ebenso beherrscht wie heute die Gesundheitsmagazine das Denken vieler Frauen (und zunehmend auch Männer) nur noch um Kalorien kreisen lassen. Deshalb erzählen wir Ihnen diesen Schnee von gestern. Die Parallelen zwischen damals und heute sind unübersehbar: Ersetzen Sie einfach »Onanie« durch »Essen, was einem schmeckt« und »Rückenmarksverlust« durch »Übergewicht«. Dann passen die Präventionsmaßnahmen wie Fettverbot, Fitnesszwang und die soziale Ächtung von Esssündern prima ins Bild. Was damals die Angst vor Sex war, ist heute die Angst vor dem eigenen Appetit.

Ein großer Name im Kampf gegen die damalige Volksseuche Nummer eins war ein gewisser Dr. O. Retau: Sie »ist die schändlichste, und verabscheuungswürdigste aller Ausschweifungen [...] Die Selbstbefleckung ist der sicherste, wenn nicht der unmittelbarste Weg zum Grabe. Sie führt langsam zum Tode [...] denn der Mensch kämpft dadurch gegen sich selbst, er vernichtet nicht allein sein irdisches Dasein, sondern er zerstört auch die Ruhe seiner Seele [...] mit eigener Hand schenkt er sich das Gift ein«.
Warum Onanie solch üble Folgen haben sollte, konnten Retau, Bilz & Co. ebenso wenig begründen, wie unsere Ernährungsgurus belegen können, dass Übergewicht das Leben verkürzt. Aber die Gesundheitsapostel finden offenbar zu jeder Zeit ein Thema, anderen Menschen eine fixe Idee in den Kopf zu pflanzen, die ihr Denken und Handeln bestimmt.
*Quelle: Retau, O.: Die Selbst-Verwahrung. Aerztlicher Rathgeber bei allen Krankheiten und Zerrüttungen des Nerven- und Zeugungssystemes durch Onanie, Ausschweifungen und Ansteckung. G. Poenicke's Schulbuchhandlung, Leipzig 1881, 78. Auflage*
> Gefährdet Lesen die Gesundheit?



## Wie sah die Prävention gegen Onanie aus?

Fast die gesamte Pädagogik und Präventionsmedizin waren über hundert Jahre mit der Frage beschäftigt, wie man Onanie unterbinden könne. Wichtig war vor allem die Früherkennung, d.h. die regelmäßige Kontrolle des Treibens von Kindern während des Schlafes oder auf der Toilette. Sobald Ermahnungen nicht mehr den nötigen Erfolg hatten, wurden abends die Hände auf der Bettdecke mit Spezialhandschuhen zusammengebunden sowie Beinkleider nach dem Prinzip des Keuschheitsgürtels (»um die kleinen Sünder mürbe zu machen«) verpasst.
Eine nicht zu unterschätzende Form der Prävention spielte schon damals die »gesunde Ernährung«: Vollkorn und Rohkost verursachten Bauchweh, und das war schon mal die halbe Miete. Am Abend knappes Essen ohne Fleisch, Wurst oder Käse, denn wer abends Tierisches isst, so glaubte man, dem wird unter der Bettdecke schneller warm (man sprach von der spezifisch-dynamischen Eiweißwirkung). Wie Sie sehen, sind die heutigen Ernährungsempfehlungen keine wirklich neuen Fantasien.
> Was um Gottes willen ist eine Bibel-Diät?

## Wo leben die Onychophagen?

Mitten unter uns - und sie essen das Gleiche wie wir. Allerdings gönnen sie sich regelmäßig eine kleine Extraportion Fingernägel. Früher als »Unart« bei Kindern beschrieben, wird Fingernägelkauen (Onychophagie) tiefenpsychologisch wahlweise als Unterdrückung aggressiver Tendenzen oder Versagung oraler Wünsche gedeutet. Anderen psychologischen Richtungen wiederum gelten Langeweile und natürlich auch das glatte Gegenteil, der Stress, als Ursache. Gegen diese Auffassung spricht die simple Tatsache, dass das Nägelkauen im Alter von etwa 4 bis 5 Jahren beginnt und im Laufe der Pubertät meist aufhört - obwohl auch Ältere manchmal »orale Wünsche« haben oder sich gar langweilen. Es gibt natürlich auch unter Teenies und Erwachsenen Nägelkauer - prominentester Nagelbeißer in jüngerer Zeit ist der englische Premierminister Gordon Brown. Aber das ist relativ selten.
Der Naturwissenschaft sind magische Welten wie »orale Wünsche« als Erklärungsmodelle stets suspekt. Nägelbeißen ist nämlich ein typisches Merkmal von Parasitosen, die vor allem in den betroffenen Altersgruppen verbreitet sind. An erster Stelle steht hier der Madenwurm *(Enterobius vermicularis)*, der bei Schulkindern recht häufig vorkommt. Die Infektion verläuft meist harmlos, sie führt lediglich zu Afterjucken, Nägelbeißen und Schlafstörungen.
Aber auch andere Parasiten wie *Toxocara* fördern die Onychophagie. Für die Parasiten ist das höchst vorteilhaft. Durch das Jucken am Po und das stete »Finger in den Mund«-Stecken nehmen die Kinder immer wieder frische Parasiteneier auf.

> Warum essen Menschen Erde?

## Wer lebt länger: Optimisten oder Pessimisten?

Jeder weiß: »Optimisten leben länger.« Mutmacher sollen schließlich vom Leben belohnt werden. Wie es um Optimisten tatsächlich bestellt ist, darüber gibt eine bemerkenswerte Langzeitstudie Auskunft: Um 1921 hatte der Amerikaner Lewis Terman die Persönlichkeitsmerkmale von über 1500 Schülerinnen und Schülern im Alter zwischen 6 und 16 Jahren erhoben. Im Laufe der Jahrzehnte wurden sie als Erwachsene immer wieder zu ihren Lebensumständen befragt. Als im Jahr 1986 die noch lebenden Probanden erneut auf Geselligkeit, Selbstbewusstsein, Gewissenhaftigkeit, Optimismus, Energie und emotionale Stabilität getestet wurden, wirkten sich nur zwei Faktoren auf die Lebensdauer aus: Gewissenhaftigkeit und Optimismus. Allerdings anders als gedacht: Optimismus, also Fröhlichkeit und Humor, gingen mit vorzeitigem Ableben einher, während die Umsichtigen und Zuverlässigen ein längeres Leben zu erwarten hatten.

Offenbar werden Menschen mit sonnigem Gemüt besser mit schwierigen Situationen fertig und bekommen leichter wieder Oberwasser. Motto: »Das wird schon wieder!« Das ist die positive Seite des Optimismus. Die negative ist Leichtsinn. Mit der Einstellung »Mir wird schon nichts passieren!« wächst auch die Neigung, Risiken einzugehen - egal, ob Alkohol- und Zigarettenkonsum, Drachenfliegen oder Spekulation mit Aktien. Optimisten tendieren eher dazu, Gefahren zu unterschätzen.

Falls Sie Optimist sind: Tragen Sie's mit Humor! Und für Pessimisten sieht die Zukunft ziemlich rosig aus - zumindest, solange sie schwarzsehen.

*Quellen: Friedman, H. S.: Long-term relations of personality and health: dynamisms, mechanisms, tropisms. Journal of Personality 2000; 68: 1089-1107; Conley, J. J.: Longitudinal stability of personality traits: a multitrait-multimethod-multioccasion analysis. Journal of Personality and Social Psychology 1985; 49: 1266-1282*

> Was sind die besten Rezepte für ein langes Leben?

O

## Wozu taugt Orangenlimo?

Als Kostenbremse fürs Gesundheitssystem. Orangenlimo zersetzt Nierensteine auf Calciumoxalatbasis. Und das sind die häufigsten Exemplare. Sie entstehen durch erhöhte Zufuhr von Calcium, etwa bei der Einnahme von Calciumtabletten oder calciumreichem Mineralwasser. Kommen dazu noch oxalsäurereiche Lebensmittel wie Spinat, Rhabarber oder Mangold, steigen die Chancen auf einen gepflegten Stein. Statt mit Spinat kann man es auch mit Vitamin-C-Tabletten versuchen, da das Vitamin im Körper in Oxalat umgewandelt wird.

Bisher wurden Nierensteine bevorzugt mit einer OP entfernt oder per Ultraschallbehandlung zertrümmert. Es ginge in vielen Fällen jedoch erheblich billiger: Kaliumzitrat-Tabletten lösen Calciumoxalat auf. Weitaus schmackhafter ist der Konsum des Kaliumzitrats in Form von Orangen- oder Zitronenlimo. Der Fachmann spricht von einer »Lemonade Therapy«. Wie viele Nierensteine wurden in den vergangenen Jahrzehnten durch den unbefangenen Konsum dieser Getränke wohl aufgelöst, bevor sie eine klinisch relevante Größe erreichten, wie viele Klinikkosten gespart? Wären Vollkornnudeln oder Tofubrätlinge medizinisch nur halb so wirksam, an den Schulen würde die Stein-Prävention groß geschrieben. Aber Limonade? Niemals! Da legen wir uns doch lieber unters Messer!

*Quellen: Kang, D. E. et al.: Long-term lemonade based dietary manipulation in patients with hypocitraturic nephrolithiasis. Journal of Urology 2007; 177: 1358-1362; Penniston, K. L. et al.: Lemonade therapy increases urinary citrate and urine volumes in patients with recurrent calcium oxalate stone formation. Urology 2007; 70: 856-860*

> Wie kam der stocksaure **Rhabarber** in unsere Küche?

O

## Kann ich der Osteoporose vorbeugen?

Wenn wir älter werden, fährt unser Körper sein Leistungsspektrum langsam zurück. Dabei sinkt auch die Stabilität der Knochen. So ist der Lauf der Dinge. Aber es wäre natürlich schön, wenn man hier rechtzeitig ein kleines bisschen vorbeugen könnte. Und schon dealen die einen mit Calcium (siehe dort), als ob der Knochen nur aus Kalk bestehen würde, und die anderen raten reflexartig zum Sport. Aber auch hier gibt es wenig Gesichertes, so wenig, dass manche Experten bei dieser Empfehlung sogar zu »extremer Skepsis« raten. Denn gesichert ist nur, dass der Sport die Gefahr von kaputten Gelenken und Ermüdungsbrüchen erhöht.

Auffällig ist, dass korpulente Damen viel seltener unter Osteoporose leiden als Schlanke. Auch wenn manche spotten, das liege an der besseren Polsterung, so verdanken sie es ihren Hormonen. Unser Fettgewebe bildet Sexualhormone, die nicht nur die Wechseljahrebeschwerden mildern, sondern auch den Knochenabbau bremsen. Insofern ist sogenanntes Übergewicht - sofern es nicht durch den Jo-Jo-Effekt erworben wurde - ein wichtiger Schutzfaktor. Daneben gibt es eigentlich nur drei gesicherte Ratschläge, wenn Sie Ihre Knochen nicht ruinieren wollen: 1. Machen Sie keine Diät. 2. Machen Sie keine Diät! Und 3. Machen Sie keine Diät, egal, welcher Narr sie Ihnen empfiehlt.

*Quelle: Pollmer, U. et al.: Lexikon der Fitnessirrtümer. Piper, München 2006*

> Wozu setzt der Körper überhaupt **Speck** an?

## Warum bedrohen uns heute **Pandemien**?

Um nach dem Vogelgrippe-Fiasko 2006 endlich eine ordentliche Pandemie ausrufen zu können, hat die WHO (Weltgesundheitsorganisation) klammheimlich an der Definition gedreht. Bisher bedeutete eine Pandemie eine Seuche mit hoher Sterblichkeit - also beispielsweise einen weltweiten Ausbruch der Pest. Das gilt heute nicht mehr: Der Passus »eine sehr große Zahl von Toten und Kranken« verschwand sang- und klanglos in der Schublade. Als Pandemie kann ab jetzt jeder Schnupfen bezeichnet werden.
Wie es dazu kam? Zur Expertengruppe der WHO, die über das Ausrufen der Schweinegrippe-Pandemie beriet, gehörten Vertreter der beiden Impfstoffhersteller Novartis und GlaxoSmithKline. Die Aktienkurse dieser Pharmahersteller schnellten daraufhin raketenartig nach oben. Sir Roy Anderson, ein Berater der britischen Regierung, hat das wohl geahnt. Schon nach den allerersten Grippefällen in Mexiko warnte er vor einer Pandemie, gegen die es jedoch zum Glück »zwei effektive Mittel« gebe. Was er zu sagen vergaß, war, dass er bei GlaxoSmithKline als Lobbyist in Lohn und Brot steht.
*Quelle: Schweinegrippe: Alles im Griff? arznei-telegramm 2009; H.9: 77-80*
> Sind **Mehrfachimpfstoffe** besser als verteilte Impfungen?

P

## Seit ich die **Pille** abgesetzt habe, langweilt mich mein Lover. Warum?

Nimmt eine Frau die Pille, wird ihrem Körper eine Schwangerschaft vorgetäuscht. Pillenverwenderinnen bevorzugen in der Regel Männer, deren Körpergeruch ihrem eigenen ähnelt, die also auch ein ähnliches Immunsystem haben. »Pillenfreie« Frauen fühlen sich eher zu einem Partner mit unähnlichem Immunsystem hingezogen. Die Erklärung liegt auf der Hand: Für ein fittes Kind sollte sie sich einen Partner mit einem unähnlichen Immunsystem suchen. Ist die Frau schwanger, ändert sich das alles. Mit der Geburt des Kindes steht für sie die Sorge um das eigene Kind im Vordergrund. Jetzt werden verwandte Duftcocktails bevorzugt.
Wünscht sich eine Frau, die die Pille verwendet, mit ihrem Partner ein Kind, wird die Pille abgesetzt - und es klappt einfach nicht. Die Pille hat die Frau »an der Nase herumgeführt«. Je ähnlicher die Immunsysteme der beiden Verliebten sind, desto geringer ist die Chance auf ein Kind, weil der Körper

ungünstige Kombinationen verhindert. Auch im umgekehrten Fall kann es Probleme geben: Eine Frau nimmt die Pille erst, nachdem sie einen passenden Partner kennengelernt hat: Alsbald reagiert sie gereizt und übellaunig, weil ihr sein Duftcocktail auf einmal nicht mehr passt, und beide wissen nicht, warum. Die Pille ist zweifelsohne für viele Frauen ein Segen - aber auch sie hat ihre Tücken für die Lebensplanung.
> Warum gibt es mit adoptierten Kindern mehr Stress als mit eigenen?

P

## Warum gelten Pilze als schwer verdaulich?

Die Stützsubstanz von Pilzen ist Chitin, ein Ballaststoff, den weder wir noch unsere Darmbakterien abbauen können. Deshalb liegt manchen Menschen ein Pilzgericht schwer im Magen, bis es den Körper wieder unverändert verlässt. Für Schnecken ist das jedoch ein Festmahl - sie verfügen über Chitinasen, sodass sie sich an Pilzen genauso sättigen können wie wir mit Kartoffeln. Und damit der Pilz die Schleimer unter seinem Hut nicht zur Schnecke macht, verfügen diese noch über einen speziellen Cocktail an Verdauungsenzymen, mit denen sie so gut wie jedes Pilzgift plattmachen können.
> Was bewirken Algengifte?

## Warum lehnt der Kölsche Klüngel Pissoirs ab – obwohl sie doch der Hygiene dienen?

Ernsthaft: In Köln wurde 2008 der Antrag auf Einrichtung öffentlicher Urinale am Dom abgelehnt. Ursprünglich wollte man den »Wildpinklern« hygienisches Urinieren am Gotteshaus ermöglichen. Doch das scheiterte am Grundgesetzverständnis des Stadtrats: »Rot-grüne Experten«, so die Tagespresse, »warnten eindringlich vor möglichen Verstößen gegen das grundgesetzliche Gleichheitsgebot, weil sich die Urinale konstruktionsbedingt nur für männliche Kundschaft eignen.« Inzwischen machen in Köln neue Latrinenparolen die Runde. Nun sollen doch Urinale angeschafft werden, denn durch das erforderliche Putzen der Pinkelbecken »könnten neue Arbeitsplätze geschaffen werden. So bekämen schwer vermittelbare Arbeitslose eine Chance auf einen Job.« Der ideale Job für arbeitslose StadträtInnen.
> Sind Fische aus Mastanlagen hygienischer als Wildfänge?

## Woher kommt das Placebo?

Der Begriff geht ursprünglich auf den 116. Psalm aus der Bibel zurück: »Dank für Rettung aus Todesnot« (»placebo domino in regione vivorum [...]«). Nicht das Wort beinhaltete die Bedeutung, sondern der Vers, von dem man nur noch den Anfang zitierte. Er wurde zur Totenvesper gesungen, und im 13. Jahrhundert hieß die Totenvesper nur noch »Placebo«. Da die Placebo-Sänger ihr Sangeswerk gegen klingende Münze von den Hinterbliebenen verrichteten, wandelte sich die Bedeutung erneut: »Ein Placebo singen« hieß, jemandem nach dem Mund zu reden; ein »Placebo« war im Mittelalter ein Schleimer, Intrigant oder Schmarotzer.
In der Medizin ist der Begriff erstmals 1811 nachweisbar - für Arznei, die gefällt, aber nichts nützt. Das Placebo war nun ein Werk der Aufklärung, des Versuchs, die bisher übliche Mischung aus Gift und Magie - also Placebos - durch echte Medikamente zu ersetzen. 1890 ändert sich die Bedeutung erneut: eine harmlose Substanz ohne Effekt. 1955 erschien dann der berühmte Aufsatz von Henry K. Beecher, Anästhesist und führender Medizinethiker seiner Zeit, der nach einer Metaanalyse urteilte: »Es ist offensichtlich, dass Placebos bei der Behandlung subjektiver Reaktionen ein hohes Maß an therapeutischer Effizienz aufweisen; in 35,2 +/- 2,2 Prozent der Fälle kommt es zu deutlichen Verbesserungen.« Das war statistisch zwar ein bisschen geschummelt, aber damit geriet das Placebo zu Recht ins Visier der Medizin.
*Quellen: Beecher, H. K.: The powerful placebo. JAMA 1955; 159: 1602-1606; Meyer, F. P.: Das Placebo. Ärzteblatt Sachsen-Anhalt 2003; 14: H.2, 11-18, 39-42*
> Was zeichnet einen guten Arzt aus?

P

## Wo nutzt die Pharmaindustrie den Placebo-Effekt?

Besonders wirksam sind Placebos bei Kopfschmerzen - hier wird von Erfolgsquoten von 50 bis 90 Prozent berichtet. Psychopharmaka sind bei Depressiven oder Selbstmordkandidaten auch nicht besser als Zuckerpillen. Nicht anders scheint es um die Blutdrucksenker zu stehen: Auch hier waren Placebo und Medikament in den Studien gleichauf. Derzeit rätselt man darüber, warum Placebos sogar bei Parkinson helfen.

Wichtiger als der Wirkstoff sind - und das gehört zum Know-how jeder Pillenfabrik - die Aufmachung und vor allem der Preis. Je teurer, desto wirksamer - ein Zusammenhang, der sich geschäftlich stets segensreich auswirkt und dazu beiträgt, dass teuren Therapien der Ruf besonderer Wirksamkeit vorauseilt. Das wiederum führt dazu, dass sich Patienten benachteiligt fühlen, wenn ihnen nicht der teuerste Hokuspokus verschrieben wird. Mit üblen Folgen für die Beitragszahler der Kassen.

Leider funktioniert der Placebo-Effekt keineswegs immer: Bei Haarwuchsmitteln auf Glatze hat er trotz aller Heilsversprechungen unseres Wissens bisher kläglich versagt. Auch bei Antibabypillen oder Antibiotika ist von Placebos dringend abzuraten.

*Quellen: Kirsch, I. et al.: Initial severity and antidepressant benefits: a meta-analysis of data submitted to the food and drug administration. PLoS Medicine 2008; 5: e45; Carlberg, B. et al.: Atenolol in hypertension: is it a wise choice? Lancet 2004; 364: 1684-1689; de la Fuente-Fernández, R., Stoessl, A. J.: The placebo effect in Parkinson's disease. Trends in Neuroscience 2002; 25: 302-306*

P

> Wer erfand die Akupunktur?

## Gibt es auch Placebo-Operationen?

Operationen sind beliebt, weil die Patienten anschließend oft über eine deutliche Besserung berichten. Wer wollte sich da lange mit Kontrollstudien abgeben? Ärzte des niederländischen Groene Hart Hospital wollten es genauer wissen.

Seit Jahren ist es üblich, bei Patienten, die über unerklärliche chronische Unterleibsschmerzen klagen, Verwachsungen im Bauchraum per Bauchspiegelung zu lösen. Das niederländische Team teilte nun seine Patienten in eine Versuchgruppe ein, die tatsächlich operiert wurde, und eine Kontrollgruppe, bei der nur eine Bauchspiegelung zur Diagnose vorgenommen wurde. Anschließend wurde der Schmerzlevel bei sämtlichen Patienten ein Jahr lang verfolgt.

Das Ergebnis: *Alle* Patienten, ob tatsächlich operiert oder nicht, berichteten über eine deutliche Linderung ihrer Beschwerden - zwischen beiden Gruppen ließen sich statistisch keinerlei Unterschiede feststellen. Das ist beleibe kein Einzelfall; ähnliche Ergebnisse erbrachten operative Eingriffe zur Linderung

von Angina pectoris, von bestimmten arthritischen Erkrankungen des Kniegelenks, bei Meniskus-OPs und dergleichen mehr. Zur Kostendämpfung im Gesundheitswesen tragen Schein-OPs allemal bei, und ganz nebenbei verringern sie die Zahl der Kunstfehler.
*Quelle: Swank, D. J. et al., Laparoscopic adhesiolysis in patients with chronic abdominal pain: a blinded randomised controlled multicentre trial. Lancet 2003; 361: 1247-1251*
> Sind Ärzte Quacksalber?

## Können Placebos auch schaden?

Ja, durchaus, aber dann heißen sie Nocebos. Das Wort leitet sich vom lateinischen »nocebo« ab, »ich werde schaden«. Wer mit gesundheitlichem Unbill rechnet, wird leicht Opfer seiner Ängste. Klassisches Beispiel: Als die Beipackzettel der Medikamente die möglichen Nebenwirkungen auflisten mussten, vervielfachte sich die Zahl der Patienten, die in der Sprechstunde darüber klagten.
Wenn wir im Fernsehen aus dem Munde eines Medizinprofessors erfahren, dass Allergien und Umweltkrankheiten bedrohlich ansteigen und bald schon jeder Dritte darunter leiden wird, dann verschafft das ihm und seinen Kollegen auf jeden Fall reichlich Arbeit. Mit jeder Krankheit, die uns in Aussicht gestellt wird, steigt erst die Angst und dann der Umsatz: Angst vor Herzinfarkt, vor Diabetes, vor Hautkrebs, vor Übergewicht, vor Zucker, Butter, Sonnenschein. Die vertrauensvolle Unbefangenheit gegenüber dem eigenen Körper geht vor die Hunde.
Robert A. Hahn von den Centers for Disease Control and Prevention in Atlanta warnt daher: »Wenn Information über Krankheiten nicht nur dazu dient, Fakten zu beschreiben, sondern wenn sie [...] Krankheit fördert, indem sie bestimmte Erwartungen weckt, dann müssen wir vorsichtig sein - in der täglichen Praxis und mit den Informationen, die wir im öffentlichen Gesundheitswesen verbreiten.«
*Quellen: Hahn, R. A.: The nocebo phenomenon: scope and foundations. In: Harrington, A. (Ed.): The Placebo Effect. Harvard University Press, Cambridge 1997: 56-76; Shapiro, A. K., Shapiro, E.: The Powerful Placebo. Johns Hopkins University Press, Baltimore 1997*
> Wie reagiert der Körper auf unsere Erwartungen?

## Warum mögen die meisten Kinder Pommes lieber als Pellkartoffeln?

Nein, sicher nicht, weil in den Pommes mehr Fett ist. Eine Portion Backofenfritten mit vier Prozent Fett enthält weniger als Quark, Butter und Pellkartoffel. Das Problem ist vielmehr, dass die Kartoffel ein Nachtschattengewächs ist und in den Schalen Glykoalkaloide anreichert, um sich vor Fraßfeinden zu schützen. Das sind vor allem Solanin und Chaconin. Die Giftigkeit ist vergleichbar mit Strychnin, die Wirkung mit dem berüchtigten Insektenvernichtungsmittel E 605. Die Kinder wählen die Fritten, weil ihr Körper durch Erfahrung gelernt hat: Pommes sind ungiftiger als Pellkartoffeln. Das Frittieren ist die einzige Methode, diese natürlichen Giftstoffe vollständig zu zerstören. Da Erwachsene das Zeug besser entgiften können, wählen sie eher Pellkartoffeln mit Quark – denn da ist mehr Fett drin.

*Quellen: Nagy, T.: Gut und giftig: die Kartoffel. EU.L.E.n-Spiegel 2006; H.2: 5-10; Rytel, E. et al.: Changes in glycoalkaloid and nitrate contents in potatoes during French fries processing. Journal of the Science of Food and Agriculture 2005; 85: 879-882*

> Wem nützt eine Cola-Therapie?

P

## Wozu braucht man Pottasche?

Im Haushalt vorzugsweise zum Backen von Lebkuchen. Der Name leitet sich von der früher üblichen Herstellung ab: Zu diesem Zweck wurde Holz verbrannt und die Asche ausgelaugt. Die Lauge wurde in einem Topf (»Pott«) eingedampft. Auf diese Weise erhielt man Kaliumcarbonat. Heute trägt das Triebmittel die E-Nummer 501. E 501 dient auch zur Behandlung von Kakao und zur Schnelltrocknung von Rosinen. Damit lässt sich die natürliche Wachsschicht der Trauben entfernen, sodass die Feuchtigkeit leichter verdunsten kann. E 501 ist nach EU-Öko-Verordnung für Bio zugelassen. Meist ist keine Deklaration erforderlich. Seit zwei Jahrtausenden wird durch Versetzen von Fett mit Pottasche Schmierseife gewonnen. Früher war es auch ein unverzichtbarer Rohstoff für Glas. Da das Verbrennen von Holz aber nur geringe Mengen an Pottasche liefert, war Glas im Mittelalter ein Luxusgut, das praktisch nur für Arzneifläschchen und Kirchenfenster verwendet wurde.

> Wirkt Gottesdienst heilend?

## Haben es Privatpatienten besser als Kassenpatienten?

Wie man's nimmt. Kassenpatienten müssen tatsächlich im Vergleich zu Privatpatienten nicht selten länger auf einen Termin beim Facharzt warten, sind aber, weil sie dem Arzt oder Krankenhaus weniger bringen, weitaus weniger von Überdiagnose und Übertherapie bedroht. Privatpatienten erhalten häufiger die ganze Dröhnung, werden doppelt so oft mehrfach untersucht wie Kassenpatienten, bekommen mehr Medikamente und werden häufiger operiert. »Wer sich überflüssigen Maßnahmen unterziehen muss, wird auch überflüssigen Risiken ausgesetzt«, betont die Studie des Instituts für Qualität und Wirtschaftlichkeit im Gesundheitswesen (IQWiG) zum Thema »Privatpatienten«, und Ellis Huber, Ex-Präsident der Berliner Ärztekammer, kann dem nur zustimmen: »Die ausufernde Anwendung von gefährlicher Diagnostik und Therapie des Geldes wegen ist längst eine gesundheitliche Gefahr für Privatversicherte.« Das gilt besonders für die Herzkatheterisierung und Erweiterung der Herzkranzgefäße (Dilatation), die in den letzten Jahren »Traumsteigerungen« aufwiesen. Angesichts dieser Aussichten dürfte sich die längere Wartezeit für Kassenpatienten durchaus als lebensverlängernd erweisen.
*Quellen: IQWiG: Patienten bescheinigen dem deutschen Gesundheitswesen eine hohe Qualität. Pressemitteilung vom 10.11.05; Heier, M.: Privatpatienten: In den Klauen der Halbgötter. FAZ.Net vom 26.6.07*

> Warum klappt es nicht mit der Kostendämpfung im Gesundheitswesen?

P

## Was bringt mir die Früherkennung von Prostatakrebs?

Es lässt sich niemals ausschließen, dass irgendjemand von einer Früherkennung profitiert, aber für die Mehrzahl aller Männer heißt es: Wer Glück hat, dem bringt's nichts, wer Pech hat, dem bringt's Angst und Leid. Man sollte meinen, dass ein frühes Erkennen von Krebs stets von Vorteil ist, aber gerade beim Prostatakrebs zeigen sich exemplarisch die Probleme der Früherkennung: Prostatakrebs kommt jenseits der 50 häufig vor, führt aber nur selten zu einer Erkrankung und auch ohne Früherkennung nur sehr selten zum Tod. Das Risiko, an Prostatakrebs zu sterben, liegt bei einem Mann über 50 bei drei Prozent, d.h., 97 Prozent aller Männer über 50 sterben an etwas anderem. Die meisten Männer nehmen ihren Prostatakrebs mit ins Grab - bei 80-Jährigen sind es rund 80 Prozent -, ohne je etwas davon gemerkt zu haben.

Durch das Screening erfahren viele Männer erst von ihrem Problem. Sie werden operiert, bestrahlt, medikamentös kastriert, sie leiden unter Nebenwirkungen wie Inkontinenz, gehen regelmäßig zur Kontrolle, und das Denken dreht sich jahrelang um den Tod. Aber eine Senkung der Sterblichkeit durch die vielen Operationen ließ sich bisher nicht nachweisen. Die Sterblichkeit blieb gleich, doch der Umsatz der Kliniken schnellte nach oben.
Selbst wenn dem Patienten geraten wird, sein Karzinom nur zu beobachten, bleibt es belastend zu wissen, dass es Krebs ist. Daher fordern inzwischen sogar Gesundheitsbehörden, auf die routinemäßige Früherkennung von Prostatakrebs zu verzichten.
*Quellen: PSA-Screening auf Prostata-Karzinom - Nutzen belegt? arznei-telegramm 2009; 40: 33; Dubben, H. H.: Trials of prostate-cancer screening are not worthwile. Lancet Oncology 2009; 10: 294-298*
> Was bringt mir der Gang zur Vorsorge?

P

## Was schützt vor Prostatakrebs?

Fleißiges Onanieren in der Jugend senkt das Risiko für aggressive Prostatatumoren im Alter deutlich. Das Ergebnis kam für die Fachwelt ziemlich überraschend, war sie doch von den Gefahren durch übermäßige Betätigung der Prostata überzeugt - vermutlich eine Spätfolge der Vorstellungen der klassischen Naturheilmedizin vom Rückenmarksverlust. Die Ärzte vermuten nun, dass der gleiche Mechanismus zum Tragen kommt wie beim Brustkrebs: Auch hier vermindert die Aktivierung der Drüsen beim Stillen das Risiko.
Obst, Vitaminpillen, Fischöle und Selenhefe haben sich zur Prävention des Prostatakrebses durchweg als Schuss in den Ofen erwiesen. Offenbar packt die »gesunde Ernährung« das Problem nicht an der Wurzel und liefert deshalb unbefriedigende Ergebnisse. Sofern in den Schulen Unterrichtseinheiten zur Prävention geplant sind, sollten unsere Ernährungslehrerinnen den jungen Menschen statt fragwürdiger Ernährungstipps lieber Anschauungslektüre zur Hand geben, die zur regelmäßigen Vorbeugung vor Prostatakrebs animiert.
*Quellen: Giles, G. G. et al.: Sexual factors and prostate cancer. BJU International 2003; 92: 211-216; Leitzmann, M. F. et al.: Ejaculation frequency and subsequent risk of prostate cancer. JAMA 2004; 291: 1578-1586*
> Warum wurde jahrhundertelang behauptet, Onanie führe zu Rückenmarksverlust?

## Wirkt sich **Prüfungsangst** negativ auf Prüfungsleistungen aus?

Es kommt drauf an, ob man direkt drankommt oder warten muss. In einer akuten Stresssituation – ganz gleich, ob von einem hungrigen Säbelzahntiger oder einer unmittelbar drohenden Prüfung hervorgerufen – schüttet der Körper in Sekundenschnelle kräftig Adrenalin aus. Das schaltet das Verdauungssystem auf Sparflamme und bringt Muskeln und Nervensystem auf Hochtouren. In der Situation funktioniert das Gedächtnis in der Regel prima.
30 Minuten später sieht die Situation schon ganz anders aus, denn dann kommt das verzögert ansteigende Cortisol zum Zuge. Und das vernebelt das Gedächtnis, wie Schweizer Forscher herausfanden: Versuchspersonen, denen vor einem Gedächtnistest eine Kapsel Cortison, das im Körper rasch in Cortisol umgewandelt wird, erhielten, schnitten beim Abruf früher erlernter Inhalte im Mittel um 35 Prozent (!) schlechter ab als die Kontrollgruppe, die ein Scheinmedikament erhalten hatte.
*Quelle: de Quervain, D.J.-F. et al.: Acute cortisone administration impairs retrieval of long-term declarative memory in healthy human subjects. Nature Neuroscience 2000; 3: 313-314*
> Warum bildet der Körper Cortisol?

P

## Wie hilfreich sind **Psychologen** bei Katastrophen?

Entgleist irgendwo ein Zug, geschieht ein Amoklauf an einer Schule oder ereignet sich eine Naturkatastrophe, schicken die Behörden, Rotes Kreuz und andere Hilfsdienste sofort Psychologen an die Front. Doch ihre Hilfe ist für viele Opfer offenbar unnütz, wenn nicht gar schädlich.
Erfunden wurde diese psychologische Erste Hilfe (»Debriefing«) zur Vermeidung der sogenannten posttraumatischen Belastungsstörung (PTBS) in den 1970er-Jahren vom Feuerwehrmann und Psychologen Jeffrey Mitchell: Das traumatische Ereignis soll im Kreis Betroffener nochmals nacherlebt werden, um jedem das Gefühl zu vermitteln, er sei nicht allein. Zunächst wurde Mitchells Idee begeistert aufgenommen, doch bis heute fehlen Belege für einen Nutzen. Dafür mehren sich Ergebnisse, die zeigen, dass die Therapie jene Traumafolgen erst verursacht: Während die unbehandelte Kontrollgruppen nach einem Jahr kaum noch Probleme zeigten, litten signifikant mehr Teil-

nehmer der Therapie noch immer unter ihrem Trauma; andere Studien ergeben einen Nulleffekt – außer Spesen nix gewesen.
Angesichts der Datenlage urteilt die New Yorker Traumaspezialistin Suzanne Rose: »Gegenwärtig gibt es keinen Beweis dafür, dass [...] psychologisches Debriefing posttraumatischen Belastungsstörungen nach traumatischen Ereignissen vorbeugen kann. Obligatorisches Debriefing von Traumaopfern sollte eingestellt werden.« Der Klinische Psychologe und Psychotherapeut Christoph Kröger von der Uni Braunschweig pflichtet ihr bei: »Früh einsetzende psychosoziale Interventionen haben sich als unwirksam oder gar schädlich erweisen.« Sein Fazit: »Wäre Debriefing ein Medikament, würde man es verbieten.«
*Quellen: McNally, R.: Psychological debriefing does not prevent posttraumatic stress disorder. Psychiatric Times 2004; 21 (4); Westerhoff, N.: Nach der Katastrophe: Schaden durch Notfallpsychologen. Süddeutsche Zeitung vom 18.9.07*
> Erleidet jeder, der Schlimmes erlebt, ein Trauma?

P

## Warum gelten Notfallpsychologen heute als unentbehrlich?

Inzwischen sind Katastrophentherapien weltweit zu einem wichtigen Marktfaktor geworden. Genauere Fakten liegen uns nur für die USA vor: Dort ist Debriefing inzwischen zu einer Standardpraxis auf sämtlichen Gebieten geworden, wo es zu »negativen Ereignissen« aller Art kommen kann, im Wirtschaftsleben, an Schulen, in Hospitälern oder beim Militär. Der Erfinder dieser Psycho-Erste-Hilfe, Jeffrey Mitchell, war so clever, gleich ein Unternehmen zu gründen, die International Critical Incident Stress Foundation, um die Idee unter die Leute zu bringen. Dort werden jedes Jahr an die 40 000 (!) Therapeuten ausgebildet, um Traumaopfer und -zeugen zu debriefen. Und die brauchen natürlich Kunden – oder sollten wir besser sagen: Opfer?
Nicht verwunderlich also, dass Mitchell und sein Partner George Everly amerikanische Unternehmen vorsorglich darauf hingewiesen haben, dass diese exorbitante Schadensersatzforderungen riskieren, wenn sie ihren Mitarbeitern nach einem belastenden Vorfall kein professionelles Debriefing gönnen. Noch Fragen?
> Warum klappt es nicht mit der Kostendämpfung im Gesundheitswesen?

## Was unterscheidet Hygiene vom Putzen?

Welten! Hygienemaßnahmen wie das Händewaschen sind eine wirksame Vorbeugung vor Infektionen; Putzen, d. h. der großzügige Einsatz von Desinfektionsmitteln vor allem im Haushalt, fördert Infektionen - diese Mittel mindern zwar für den Augenblick die Zahl der Erreger, sorgen dafür aber auf längere Sicht für die Bildung resistenter Keime. Und die können wir gar nicht gebrauchen. Seitdem auch in Krankenhäusern immer aggressivere Putzmittel eingesetzt werden, aber immer weniger Wert aufs Händewaschen gelegt wird, steigt die Zahl der Krankenhausinfektionen. In Deutschland infizieren sich jährlich mehr als eine halbe Million Menschen im Krankenhaus - rund ein Drittel dieser Fälle wäre nach Meinung von Experten durch simple Hygienemaßnahmen zu verhindern.

*Quelle: Reichardt, C. et al.: »Aktion saubere Hände« - Keine Chancen den Krankenhausinfektionen! Krankenhaus-Hygiene und Infektionsverhütung 2008; 30: 82-85*

> Ist Reinheit eine christliche Urtugend?

## Sind Ärzte Quacksalber?

Kommt darauf an. Es gab und gibt Ärzte, die nichts als Pfuscher sind; man denke nur an all die schwarzen Schafe unter den approbierten und lizenzierten Schönheitschirurgen, die ihre Klientel gnadenlos verstümmeln. Es gab aber auch zu jeder Zeit gute Ärzte, die von ihrer Zunft aus Missgunst als Quacksalber geschmäht wurden, etwa der berühmte Doktor Eisenbarth aus dem gleichnamigen Kinderlied. Der Wanderarzt Johann Andreas Eisenbarth (1663–1727) war ein außerordentlich geschickter Chirurg und seiner Zeit in jeder Beziehung weit voraus – er sterilisierte seine OP-Instrumente mit Feuer. Da er aber kein akademisch ausgebildeter Arzt, sondern »nur« Handwerker war – und außerdem geschäftlich sehr erfolgreich –, wurde er von seinen Kollegen als Marktschreier, Schwindler und Scharlatan verleumdet. Ebenfalls seiner Zeit voraus war der ungarische Arzt Ignatz Semmelweis (1818–1865). Er führte als Erster Hygienevorschriften für Ärzte und Krankenschwestern ein, da er erkannte hatte, dass die unsauberen Hände der Ärzte für das Kindbettfieber verantwortlich waren. Damit gab er seinen Kollegen eine Mitschuld am Tod unzähliger Wöchnerinnen und löste eine geradezu hysterische Gegenreaktion aus. Als Verräter an der »Miasmalehre« – die besagte, dass schlechte Luft am Tod der Mütter schuld sei – wurde er von seinen Kollegen als Ketzer, Scharlatan und Pfuscher geschmäht. Nachdem Semmelweis gedroht hatte, geburtshelfende Ärzte, die sich nicht an seine Hygienevorschriften hielten, öffentlich als Mörder anzuprangern, wurde er in eine Irrenanstalt – das moderne Äquivalent zum Scheiterhaufen – eingeliefert, in der er kurz darauf unter ungeklärten Umständen zu Tode kam.
> Sollte man Ärzte meiden, deren Türschild kein »Dr. med.« ziert?

Q

## Warum boomen in Japan neuerdings Quallenprodukte?

Grund sind unerwünschte Gäste aus China. Durch den Bau des Jangtse-Staudamms und die intensivere Landwirtschaft schwemmt der Fluss gewaltige Mengen an Nährstoffen ins Gelbe Meer. Das liefert den Nomura-Riesenquallen reichlich Futter. Ausgewachsen erreichen sie ein Gewicht von 200 Kilogramm bei einem Durchmesser von zwei Metern. Ihr Schirm ist glasig grau, die bräunlichen Tentakel sind fünf Meter lang, das Gift ihrer Nesselzellen führt zu starken Schmerzen. Gelangen die Quallen in die Netze der Fischer, töten sie die Fische, zerquetschen die Fänge und zerreißen die Netze. Vor ein paar Jahren waren die Tiere in Japan noch eine Kuriosität. Nun bilden sie, wie es heißt, »einen Ring aus Schleim um die ganze Nation«. Erboste Fischer haben spezielle Netze konstruiert, die die Quallen in handliche Stücke zerschneiden. Allerdings ging der Plan schief: Die Weibchen setzen dabei ungeheure Mengen an Eiern frei. Nun will die Regierung das Problem über die Mägen lösen. Das Fischereiministerium entwickelte leckere Rezepte für die japanische Hausfrau: gekochte Qualle mit Sesamöl und Zwiebeln als Salat, Quallen-Biskuit, Quallen-Rumtopf oder Riesenqualle in Kokosmilch. Den Vogel schossen die Frauenmagazine ab: Sie verrieten ihren Leserinnen, Quallen enthielten Kollagen. Und das hilft in der Kosmetikwerbung bei Cellulite. Der Appetit kommt beim Lesen!

*Quellen: Purcell, J. E. et al.: Anthropogenic causes of jellyfish blooms and their direct consequences for humans: a review. Marine Ecology Progress Series 2007; 350: 153-174; Moffett, S.: Invasion of jellyfish envelops Japan in ocean of slime. Wall Street Journal vom 27.11.07; Grescoe, T.: How to handle an invasive species? Eat it. New York Times vom 20.2.08*

> Wie umweltfreundlich ist die »grüne« **Aquakultur**?

## Warum ist Rapsöl plötzlich so gesund?

Weil das Geschäft mit dem Biodiesel nicht so läuft wie erhofft. Wohin also mit dem Rapsöl - außer in den Magen der Verbraucher? Einen besonderen Wert hat das Öl weder für den Dieselmotor noch für unseren Körper. Zudem schafft die Verdieselung von Rapsöl ein Umweltproblem: Beim Verestern der Fettsäuren zu Biodiesel bleibt jede Menge Glycerin übrig, für das es bisher kaum eine Verwendung gab - einmal abgesehen von der Herstellung von Stiefelwichse und Kosmetika sowie zum Panschen von Wein. Nun zeigte sich, dass es auch an Rinder verfüttert werden kann. Seither entlastet der Milchtrinker und Steakesser die Biodieselszene von einem Umweltproblem.

> Viele Leute fahren mit Biodiesel aus Raps. Aber wer tankt Schweinediesel?

R

## Ist Rasieren gefährlich?

Kommt darauf an, wo Sie sich rasieren und auf wen Sie danach treffen. Momentan sind Haare - außer am Kopf - megaout. Wer etwas auf sich hält, rasiert, depiliert und zupft sich seine Haare vom Körper. Beim Badeurlaub vor der australischen Küste kann das jedoch tödliche Folgen haben: Bei einer Begegnung mit der Australischen Seewespe oder der Killerqualle kommen deutlich mehr Frauen als Männer ums Leben. Eine dichtere Körperbehaarung schützt die Opfer, weil die gefährlichen Tentakel der Quallen bei Kontakt mit den Haaren vorzeitig explodieren - und damit kommt die Haut weitgehend ungeschoren davon.

*Quelle: Heeger, T.: Quallen: Gefährliche Schönheiten. WVG Darmstadt 1998*

> Warum boomen in Japan neuerdings Quallenprodukte?

## Warum fangen Jugendliche das Rauchen an?

Nein, es ist nicht der soziale Druck der Gruppe, der sie in die Raucherecke treibt. Der Grund ist viel simpler, wird aber bei den in ihrem Sendungsbewusstsein fast schon missionarisch anmutenden Antiraucherkampagnen tunlichst verschwiegen: Rauchen dient der Gewichtskontrolle, der Tabak soll die von anderen Aufklärern geforderte Schlankheit garantieren. Speziell nach Kampagnen zur gesunden Ernährung greifen vor allem junge Frauen zur

Fluppe. Sie hoffen, ihren Appetit mit einer Zigarette kontrollieren zu können. Zudem haben sie mitbekommen, dass Tante Ulla um die zehn Kilo zugenommen hat, als sie mit dem Rauchen aufhörte. Wer also junge Menschen vom Tabak fernhalten will, sollte die Schlankheitskampagnen - insbesondere in den Schulen - unterbinden.
Und was die Älteren angeht, so meinte schon Winston Churchill: »Ein leidenschaftlicher Raucher, der immer von der Gefahr des Rauchens für die Gesundheit liest, hört in den meisten Fällen auf - zu lesen.«
*Quelle: Honjo, K., Siegel, M.: Perceived importance of being thin and smoking initiation among young girls. Tobacco Control 2003; 12: 289-295*
> Wie wirksam sind öffentliche Fitnesskampagnen?

## Missbrauchen die Raucher unseren Sozialstaat?

R

Jeder weiß: Rauchen erhöht zahlreiche Erkrankungsrisiken. Deshalb gibt es auf jeder Packung Nachhilfe für Ahnungslose: »Rauchen fördert Krebs«, »Rauchen schadet Ihrer Gesundheit«, »Rauchen macht impotent«. Unter uns: Das sind keine Infos, das sind Krankheits- und Todesdrohungen. Wie viel Menschenverachtung gehört dazu, seinem Nächsten diese Art von »Aufklärung« angedeihen zu lassen? Zu Zeiten der Pest wünschte man seinem Gegenüber »Gesundheit«, wenn er niesen musste, weil man wohl irgendwie ahnte, dass die Seuche durch Tröpfcheninfektion übertragen wird. Heute wünscht die Gesundheitspolitik den Rauchern statt Gesundheit die Pest an den Hals.
Zynisch, wie sie ist, will sie gleichzeitig auf die Steuereinnahmen ihrer »Junkies« nicht verzichten. Um die Raucher nicht zu entwöhnen, wird die Tabaksteuer deshalb nur schrittweise angehoben. Ungeachtet der Tatsache, dass sie zudem fleißig in die allgemeine Rentenkasse einzahlen, dafür aber ihre Rente oft nicht mehr vervespern können, werden sie öffentlich an den Pranger gestellt. Insofern kann man davon ausgehen, dass der Sozialstaat die Raucher kräftig abzockt, während er ihnen ob ihrer finanziellen Opfer eigentlich mit einer gewissen Dankbarkeit begegnen sollte. Wenigstens einige Privatkassen bieten starken Rauchern zum Ausgleich für ihre geringere Lebenserwartung eine höhere Rente. Das ist wenigstens fair.
*Quelle: Schmidt, K.: Rauchen für eine höhere Rente. Spiegel-online, 9.8.09*
> Können Worte töten?

## Ist Reinheit eine christliche Urtugend?

Das ist eine Frage der Betrachtung; Sauberkeit zumindest galt einem wackeren Christen von jeher als Tor zur Sünde. So soll der Kirchenvater Cyprianus im 3. Jahrhundert gewettert haben: »Ein Bad [...] reinigt nicht die Glieder, sondern befleckt sie [...] Denn aller Schamhaftigkeit entledigt man sich dort.« Körperpflege galt als Sünde und Verrat an der Seele. Je dreckiger und speckiger, desto frommer. So wurde die Krätze zum Zeichen besonders gottgefälliger Christen. Die christliche Abscheu vorm Waschen setzte sich bis über die Barockzeit mit ihrer »Wasserphobie« fort – üble Gerüche wurden mit reichlich Parfüm übertüncht. Erst gegen Ende des 18. Jahrhunderts wurde es im Abendland üblich, das »Beten vor dem Essen« durch Händewaschen zu ergänzen und Schmutz – gemeint war jetzt auch die Armut – mit Sünde gleichzusetzen.

*Quelle: Winkle, S.: Geißeln der Menschheit. Artemis & Winkler, Düsseldorf 1997*

> Wäre eine schadstofffreie Welt nicht ein erstrebenswertes Ziel?

R

## Was hat Religion mit der Verbreitung der Schweinegrippe zu tun?

Wer mutmaßt, dass Länder, in denen der Verzehr von Schwein aus religiösen Gründen verpönt ist, von der Schweinegrippe verschont würden, täuscht sich. So sind beispielsweise in Israel Tausende von Bürgern daran erkrankt. Speziell der von orthodoxen Juden praktizierte Brauch, die Mesusa mit den Fingern zu berühren und anschließend die Fingerspitzen zu küssen, leistet der Verbreitung des Virus Vorschub. Die Mesusa, eine kleine Schriftkapsel mit Bibelversen, die an fast jeder Tür hängt, hat sich nach Untersuchungen des israelischen Klinikers Ilan Youngster als wahres Bakterien- und Virenparadies erwiesen. Da diese Kapseln aus religiösen Gründen nicht desinfiziert werden dürfen, schlug der Arzt vor, das Küssen wie beim Handkuss nur anzudeuten. Damit stieß er jedoch auf erbitterten Widerstand der Ultraorthodoxen: Bis auf Weiteres besteht Kusspflicht, alles andere wäre mangelndes Gottvertrauen.

*Quelle: Round, S.: Swine flu mezuzah alert. The Jewish Community Online 20.8.09*

> Warum gilt das Schwein im Islam als ungenießbar?

## Wie kam der stocksaure Rhabarber in unsere Küche?

Als Gemüsepflanze ist er bei uns noch ziemlich neu. Er konnte sich erst etablieren, als der Zucker billig wurde. Sonst würde man das saure Zeug – egal, ob als Kompott oder Kuchen – überhaupt nicht runterkriegen. Es ist wohl kein Zufall, dass Rhabarber zuerst in die britische Küche Eingang fand. Ursprünglich stammt er aus Asien. Von dort wurde er über die Seidenstraße in erklecklichen Mengen nach Europa exportiert. Aber nicht als Gemüse, sondern als Heilpflanze. Ihr Wurzelstock enthält Anthrachinone. Die sind so giftig, dass man das Wurzelpulver jahrtausendelang zur Behandlung von Darmparasiten wie Amöbenruhr verwendete. Das Pulver war teurer als Zimt oder Opium. Später übernahmen die Russen den exklusiven Vertrieb. Die Europäer benötigten das Rhabarberpulver in ihren Kolonien zur Therapie tropischer Darmkrankheiten; in der Heimat wurde das Pulver in niedrigerer Dosis vor allem zur Behandlung von Opiumvergiftungen eingenommen.

*Quelle: Foust, C. M.: Rhubarb: The Wondrous Drug. Princeton University Press, Oxford 1992*

> Warum finden Kinder ein leckeres Kürbissüppchen oft nur zum Speien?

R

## Warum isst man vom Rhabarber nur die Stängel?

Weil sie der am wenigsten giftige Teil der Pflanze sind. Immer wieder wurde versucht, die Blätter zu essen, weil ja Salat und Gemüse so gesund sind – mit üblen Folgen. Rhabarbervergiftungen haben eine lange Tradition. Im angelsächsischen Raum erfreuten sich früher Rhabarberweine einer besonderen Beliebtheit. Als sich vor 150 Jahren ein Chemiker dieser Flüssigkeiten annahm, folgte alsbald ein vernichtendes Urteil: »ein äußerst verderbenbringender Trank, dessen häufiger Konsum zu Harnsteinen führt«. Das britische Parlament wurde aufgefordert, den Verkauf »eines derart gefährlichen Giftes« zu unterbinden. Mit dem »Gift« waren diesmal aber nicht die Anthrachinone aus der Wurzel gemeint, sondern die Oxalsäure.

Oxalsäure ist ein wichtiger Inhaltsstoff der Blätter, aber auch der Stängel. Die Gehalte in den Blättern sind so hoch, dass sie die Todesfälle bei Verzehr als Salat oder Gemüse hinreichend erklären. Die Säure verursacht Übelkeit und Erbrechen, Krämpfe, Kreislaufkollaps und führt außerdem zu Leber- und Nierenschädigung. Kleine Mengen von Oxalatkristallen, die sich beim Verzehr in den Nieren ansammeln, sind harmlos, ja sie entstehen sogar im Stoffwechsel. Größere Mengen sind hingegen tödlich. Auch die niedrigeren Oxalsäuregehalte in den Stängeln sind nicht unbedenklich, denn sie fördern Nierensteine.

*Quellen: Khan, S. R. et al.: Dietary oxalate and calcium oxalate nephrolithiasis. Journal of Urology 2007; 178: 2191-2196; Oke, O. L.: Oxalic acid in plants and in nutrition. World Review of Nutrition and Dietetics 1969; 10: 262-303*

> Wozu taugt Orangenlimo?

## Was ist das größte gesundheitliche Risiko?

R

Was glauben Sie, verehrte Leserin, geschätzter Leser? Umweltgifte, Klimasünder, fettes Essen, Drogendealer, Waffenhändler, Pharmafirmen, Atomkraftwerke, Fritten, Seuchen, Ernährungsberaterinnen, Terroristen, Religionen, Parasiten oder einfach nur die Dummheit? Nur knapp daneben. Die Antwort ist simpel: Das Leben selbst. Es handelt sich um eine sexuell übertragbare Krankheit, die stets mit dem Tode endet. Aber bis dahin essen, trinken und v... wir fröhlich weiter.

> Kann Sex das Leben verkürzen?

## Wie viele Lebensjahre gewinne ich, wenn ich meine Risikofaktoren in den Griff bekomme?

Vermutlich keinen einzigen Tag. Denn »Risikofaktor« heißt fachsprachlich: Es besteht eine Korrelation. Aber das bedeutet keineswegs, dass es sich um einen ursächlichen Zusammenhang handeln muss. Ein Beispiel: In Norddeutschland ging mit der Zahl der Störche über Jahrzehnte auch die Geburtenrate zurück. Damit sind nach dieser Logik Störche ein Risikofaktor für ungewollte Schwangerschaften.

Cholesterin ist bis heute ein Risikofaktor geblieben, weil es nun einmal nicht die Ursache von Herzinfarkt ist. Rauchen ist hingegen kein Risikofaktor, sondern eindeutig eine Ursache von Lungenkrebs. Aber auch das bedeutet noch lange nicht, dass jeder Raucher an Lungenkrebs erkrankt oder jeder Lungenkrebs vom Rauchen kommt - einfach deshalb, weil es noch viele andere Ursachen gibt.

Hierzu der ehemaligen Direktor der Gesundheitserziehungsprogramme des amerikanischen Ärztebundes, William H. Carlyon: »Der unablässigen Überprüfung des eigenen Lebensstils auf Risikofaktoren, dem Entsagen der Freude, dem Abschütteln des alten, bösen Lebensstils und der Hinwendung zu einem neuen, strengen Lebensstil folgt in regelmäßigen Abständen die erneute Bestärkung des Glaubens bei quasi-religiösen Treffen von Gleichgesinnten [...] Der Eifer, mit dem diese gerade Erlösten neue Konvertiten suchen, ist furchteinflößend [...] Die selbstgerechte Intoleranz einiger dieser Gesundheitsapostel grenzt an Gesundheitsfaschismus.«

*Quelle: Carlyon, W. H.: Disease prevention/health promotion - bridging the gap to wellness. Health Values 1984; 8: 27-30*

> In der Dritten Welt nimmt der **Herzinfarkt** rasant zu. Kommt das vom westlichen Lebensstil?

R

## Was verstehen Ernährungsexperten eigentlich unter »rotem Fleisch«?

Das weiß bis heute niemand so genau, nicht einmal sie selbst. In den Studien, die einen Zusammenhang zwischen verschiedenen Fleischsorten und Gesundheit herstellen wollen, geht es durcheinander wie Kraut und Rüben: Manche Studien zählen Kalbfleisch zum weißen Fleisch, während Rindfleisch als »rot« gilt. Manche halten Schweinefleisch für weiß, andere für rot. Geflügel, auch wenn es wie beim Straußenfleisch dunkelrot ist, wird für die Statistik weiß. Die Weißwurst gilt vielfach wiederum als rot - dabei ist es völlig normal, dass das dafür verwendete Kalbfleisch als »weiß« subsumiert wird. Das rote Lachsfilet ist hingegen rein weißes Fleisch. Und wozu gehören die Innereien von Schwein, Kalb und Rind? Darüber hat sich bis heute noch niemand Gedanken gemacht. Die Einteilung hängt vermutlich von der Tagesform der Forscher ab.

Unter diesen Voraussetzungen lässt sich aus einer großen Datenmenge durch die geschickte Zuordnung der verschiedenen Fleischsorten natürlich jeder beliebige gesundheitliche Unterschied zwischen rotem und weißem Fleisch »belegen«.

*Quelle: Pollmer, U.: Lieber rot als tot. www.dradio.de/dkultur/sendungen/Mahlzeit/965774/*

> Wie wurde bewiesen, dass **Sonnenlicht** zu Krebs führt?

## Warum warnen Ernährungsexperten vor rotem Fleisch?

Nicht etwa, weil das sogenannte rote Fleisch ungesund ist, sondern weil viele Ernährungsexpertinnen das Fett im Essen fürchten wie der Teufel das Weihwasser. Da Geflügelfleisch als fettarm gilt und Hähnchenfleisch relativ hell ist, kam die dusselige Idee vom »gesunden weißen Fleisch« auf. Alle anderen Fleischsorten waren damit ungesund, weil »rot«. Andererseits wissen die Hersteller, dass der Fettgehalt über die Akzeptanz beim Kunden und damit über den geschäftlichen Erfolg entscheidet. Auch der Körper einer Ernährungsberaterin braucht Fett. Aus diesem Grund werden Geflügelprodukte zunehmend mit Fett angereichert, das teilweise mit Injektionsblocks ins Fleisch eingespritzt wird. In den Nährwerttabellen ist Geflügelfleisch weiterhin fettarm - aber nicht unbedingt im realen Leben.

Ob Fleisch hell oder dunkel, ob es »weiß« oder »rot« ist, sagt nichts über den gesundheitlichen Wert aus. Lediglich wenn es schmierig grün ist, ist es ungesund - aber nicht wegen des Fettes ...

> Was bringt eine fettarme Kost?

R

## Wie frisch sind Obstsäfte aus **Saftbars**?

Saftbars gehören inzwischen zum Stadtbild wie die Dönerbuden. Die vielen bunten, offenen Krüge, die mundgerechten Happen von Ananas, Mango oder Melone sind schon sehr verlockend. Alles wirkt zwar wie frisch zubereitet, aber um die Hygiene steht es offenbar nicht immer zum Besten. Mitarbeiter der Freien Universität Berlin, die Saftbars überprüften, kamen zu einem wenig erfreulichen Ergebnis: »Ein großer Teil der untersuchten, frisch gepressten Säfte und ein Teil der untersuchten Obstsalate [waren] mikrobiologisch stark belastet.« So fanden die Forscher neben den Klassikern wie Darmbakterien Marke Salmonellen oder Eitererregern wie Pseudomonaden auch Noroviren. Das ist unerfreulich, da hier bereits wenige Viren ausreichen, um Brechdurchfall auszulösen. Insgesamt kann rohes Obst und Gemüse üble Erreger wie EHEC, Hepatitis A, Cholera oder Botulismus übertragen.

*Quelle: Möhl, K. et al.: Frisch, bunt und voller Keime. Rundschau für Fleischhygiene und Lebensmittelüberwachung 2009; 61: 251-255*

> Ist Dreck gesund?

S

## Warum reicht uns im Sommer mittags ein frischer **Salat**?

Wenn es draußen heiß ist, braucht der Körper wesentlich weniger Heizenergie, um eine Kerntemperatur von 37 °C zu gewährleisten. Prompt sinkt unser Appetit. Und bei Grillfesten wird mehr gegessen, wenn es am Abend kühler wird. Aus dem gleichen Grund sind heute viele Büros überheizt, weil Personen, die auf Diät sind und sich mittags mit Salat begnügen, schnell frieren. Die fehlenden Kalorien liefert nun der Heizkörper.

> Wozu setzt der Körper überhaupt Speck an?

## Warum ist **Salz** für den Körper so wichtig?

Das Salz in der Küche besteht aus Natriumchlorid (NaCl). Natrium ist für den Wasser- und Mineralstoffhaushalt des Körpers und damit für unser Überleben unverzichtbar: Bei Natriummangel kommt es zum Abfall des Blutdrucks, zu Apathie, Muskelkrämpfen und Herzproblemen, die schließlich zum Tod führen können. Um einen Natriummangel wie auch einen Natriumüberschuss unter allen Umständen zu vermeiden, führt der Körper genau Buch über die Menge an Natrium. Er toleriert nur minimale Abweichungen vom Sollwert. Die Sorge, dass man zu viel salzen könnte, ist biologisch abwegig: Zu wenig Salz ist lebensbedrohlich! Deswegen muss es Kindern, die an Durchfall leiden, rasch zugeführt werden; deswegen unternehmen viele Säuger weite Wanderungen, um Salzlecken aufzusuchen. Wird versehentlich eine Suppe etwas versalzen, wird der gesunde Körper damit problemlos fertig: Dann meldet sich der Durst. Wir trinken, um das überschüssige Kochsalz via Urin wieder auszuscheiden.

> Woher weiß man eigentlich, dass Salz den **Blutdruck** erhöht?

## Kann Salzersatz auch schaden?

S

Gewöhnlich nicht. Dennoch ist jeglicher Salzersatz zum Scheitern verurteilt: Der Körper merkt es, und wir greifen zum Salzstreuer. In den vergangenen Jahrzehnten hat die Suche nach einem Salzersatz die Industrie Unsummen gekostet - und ist immer erfolglos geblieben. Es ist durchaus möglich, Salz technisch so zu behandeln, dass es auf der Zunge salziger schmeckt - beispielsweise durch Gefriertrocknung oder indem man die Löslichkeit durch nanotechnologische Kunstgriffe erhöht. Doch es ist nicht der Geschmack, der über den Konsum entscheidet - sondern der Bedarf des Körpers. Wird ihm die nötige Natriummenge vorenthalten, steigt der Appetit auf Salz, oder es sinkt der Durst.

*Quelle: McBride, R.: The Bliss Point Factor. Sun Books, Melbourne 1990*

> Kann der Verzehr von Erde **Mineralstoffmangel** ausgleichen?

## Ist die Sauce Hollandaise Zeichen einer gehobenen Küche?

Das war einmal. Diese Köstlichkeit ist nicht ganz einfach zuzubereiten und kann leicht misslingen. Zudem bekommt diese höchst nahrhafte Mischung aus Butter, Eiern und Weißwein, weil zu fett, zu kalorienreich und zu cholesterinhaltig, bei einer Kennzeichnung mit der Lebensmittelampel ein strammes Rot. Deshalb gibt es für den unbedarften Koch einen kostengünstigen Ersatz aus dem Tetrapak: Statt Butter ist Pflanzenfett drin, die Eier werden teilweise durch Emulgatoren ersetzt. Cremigkeit und Mundgefühl reguliert Wasser, das mit Hydrocolloiden angerührt wurde. Den Rest besorgen Farbstoffe, Aromen und Geschmacksverstärker. Diese Mixturen überstehen unbeschadet alle Mikrowellenherde und sonstigen Unwägbarkeiten einer ebenso schnellen wie ahnungslosen Küche. Außerdem sind sie ewig haltbar. Dieses schäbige Imitat wird - lebensmittelrechtlich korrekt - als »Sauce à la Hollandaise« an unsere Gastronomen verkauft und mit schon bewundernswerter Chuzpe auch noch als cholesterinarm angepriesen. Der Geschmack? Wir fürchten, Sie haben das System der geplanten Lebensmittelampel nicht ganz verstanden ...

> Woraus besteht Analogkäse wirklich?

## Wie stark belebt Sauerstoffwasser?

S

Es belebt den Umsatz des Händlers, aber leider nicht den Körper und schon gar nicht den Geist. Schließlich nehmen wir - was den Sauerstofftrinkern offenbar bisher entgangen ist - unseren Sauerstoff über die Lunge auf und nicht in Magen, Darm oder Po. Aber selbst wenn man sich verschluckt und das Sauerstoffwasser versehentlich in die Lunge gerät, sind die Sauerstoffmengen so gering, dass ein ganzer Liter nicht mehr bringt als einmal tief durchatmen. Dennoch ist Sauerstoffwasser nicht völlig nutzlos: Aquarianer können es ihren Lieblingen ins Aquarium kippen. Fische atmen mit den Kiemen.

> Haben Kunstfurzer einen Vogel?

## Wäre eine schadstofffreie Welt nicht ein erstrebenswertes Ziel?

Eher weniger und nicht nur deshalb, weil die Natur mit Schadstoffen nicht geizt; man denke nur an das Quecksilber, das uns seit Urzeiten begleitet. Der Grund ist ein anderer: Bei zahllosen Experimenten mit schädlichen Stoffen hat sich gezeigt, dass eine niedrige Dosis stimulierend wirkt und beispielsweise das Wachstum erhöht. In der Fachsprache heißt der Effekt Hormesis. Stoffe, die in höherer Dosis schädlich sind, können in niedriger Dosis den Stoffwechsel aktivieren. Das bedeutet keineswegs, dass wir unsere

Umwelt von Stund an vorsätzlich mit Schadstoffen belasten sollten, sondern nur, dass die Vorstellung, man müsse Schadstoffen mit einer »Nulltoleranz« begegnen, wenig hilfreich ist.
*Quelle: Calabrese, E.J.: Hormesis: Why it is important to toxicology and toxicologists. Environmental Toxicology and Chemistry 2008; 27: 1451-1474*
> Warum ist Bio nichts für Vegetarier?

## Wie kommen wir nach Schicksalsschlägen wieder auf die Beine?

S

Fakt ist, dass wir im Lauf unserer langen Geschichte ständig mit traumatischen Ereignissen - Kindstod, im Wochenbett sterbende Mütter, Kriege, Seuchen und Hungersnöte - konfrontiert worden sind. Hätten wir nicht die angeborene Fähigkeit, traumatische Ereignisse zu verarbeiten, wären wir als Spezies längst eine Schar psychischer Krüppel.
Für viele New Yorker war der Terroranschlag vom 11. September 2001 zweifellos ein traumatisches Ereignis. Dennoch zeigten sich die Bewohner rund um die Twin Towers nach dem ersten Schock bemerkenswert robust: Wiesen nach einem Monat noch 7,5 Prozent der Betroffenen Symptome einer posttraumatischen Belastungsstörung auf, waren es nach vier Monaten nur noch 1,6 Prozent und nach sechs Monaten 0,6 Prozent - und das ganz ohne Therapeuten.
Im Katastrophenfall hilft der Beistand von Familie und Freunden. Oder auch das Alleinsein. Der Körper weiß in der Regel schon, was er zu tun hat: Häufig löscht er durch Ausschüttung von Stresshormonen im Gehirn einen Teil des Gedächtnisses. Darum ist es z.B. nach schweren Unfällen nicht selten, dass sich die Beteiligten an die Ereignisse rund um das Unfallgeschehen nicht mehr erinnern können, so wie es Dianas Leibwächter nach dem tödlichem Autocrash der Prinzessin in Paris geschah - das Gehirn löscht die Erinnerung an das schreckliche Ereignis gnädig aus.
*Quellen: Galea, S. et al.: Trends of probable post-traumatic stress disorder in New York City after the September 11 terrorist attacks. American Journal of Epidemiology 2003; 158: 514-524; Bisson, J. et al.: Early psychosocial intervention following traumatic events. American Journal of Psychiatry 2007; 164: 1016-1019*
> Warum gelten Notfallpsychologen heute als unentbehrlich?

## Kann man im Schlaf abnehmen?

Natürlich - dadurch, dass Sie über die Atemluft Wasser und über die Haut Schweiß abgeben, sind Sie morgens leichter als abends. Ansonsten hängt das von Ihrer Weltsicht ab: Wenn Sie an Kalorien glauben, dann sollten ein kaltes Schlafzimmer und eine möglichst dünne Decke genügen: Je heftiger Sie frieren, desto mehr Kalorien verbrauchen Sie. Falls Sie nicht an das Bilanzmodell der modernen Medizin glauben, decken Sie sich lieber zu.
Der Schlaf hat auch Auswirkungen auf die hormonelle Lage. Schlaflosigkeit wirkt als Stressor, erhöht den Cortisolspiegel und führt bei vielen Menschen zu Gewichtszunahme. Zu langer Schlaf (»ausschlafen«) wiederum macht eher depressiv. Deshalb muss jeder für sich das rechte Maß finden.
Manche Diätpäpste nutzen den Cortisoleffekt: Sie fordern eine etwas leichtere Diät und erlauben sogar das verpönte Fett. Schon kann der Körper ein wenig entspannen. Das Cortisol sinkt, und die Menschen verlieren ein paar Kilo. Als Begründung erzählen die Gurus aber etwas völlig anderes - nämlich biochemischen Hokuspokus: Ihre raffinierte Diät würde helfen, Insulin zu sparen, nachts den Fettbrenner anschalten und im entfetteten Oberstübchen noch schnell ein paar Radikale fangen.

> Warum scheitern Diäten?

S

## Schlafen Tiere so wie wir?

Alle Säugetiere brauchen ihren Schlaf. Vegetarier, die lange grasen, um genügend Nahrung zu finden, müssen mit weniger Schlaf auskommen als Raubtiere, die sich auf einmal den Bauch vollschlagen können. Allesfresser wie Menschen und Schweine nehmen mit 7 bis 8 Stunden Schlaf eine Mittelstellung ein. Kleine Tiere wie Katzen und Hunde benötigen satte 11 bis 13 Stunden Schlaf, bei Giraffen und Elefanten genügen 2 bis 4 Stunden. Und Faultiere, die gut gesichert hoch in den Baumwipfeln dösen, bringen es sogar auf 20 Stunden. Besonders raffiniert stellen es Delfine an: Damit sie nicht ertrinken, wechseln sich beide Gehirnhälften beim Schlafen ab, so bleibt das Atemloch hübsch an der Oberfläche. Und das Federvieh, das mit einem offenen Auge döst, behält die eigene Sicherheit im Blick.
Auch Insekten gönnen sich gern ein Nickerchen. Bei den Bienen sind es insbesondere die Sammelbienen, die den anstrengendsten Job im Bienenstaat

haben. Woran man erkennt, dass eine Biene schläft? An den entspannten Muskeln: Die Beine sind eingeknickt, die Antennen hängen schlaff herab – Maja ist in Sumseland und träumt ...

*Quellen: Siegel, J. M.: Clues to the function of mammalian sleep. Nature 2005; 437: 1264–1271; Tautz, J.: Phänomen Honigbiene. Spektrum Akademischer Verlag, Heidelberg 2007*

> Wer nascht den **Honig** gleich samt Topf?

## Wem verdanken wir eigentlich den Schlankheitswahn?

Den Modehäusern und Couturiers, die aufgrund ihrer sexuellen Orientierung keinen Gefallen an weiblichen Formen finden. Der Trend zu kleineren Größen wird immer grotesker, Konfektionsgröße S ist passé, inzwischen sind »Größen« wie 0 (Größe 30) und 00 (Größe 28) angesagt – und das bei Models, die mindestens 1,75 Meter groß sein sollen! Das ging Alexandra Shulman, der Chefredakteurin der Modezeitung *Vogue*, irgendwann zu weit. In einem geharnischten Brief wirft sie den großen Modehäusern wie Prada, Versace und Yves Saint-Laurent vor, die Modemagazine zu zwingen, Mädchen »mit hervorstehenden Knochen und ohne Busen oder Hüften« zu engagieren, weil sie von den Couturiers für ihre Fotoshootings nur noch »winzige Kleidungsstücke« bekommen. »Wir haben inzwischen einen Punkt erreicht, wo viele der Probegrößen selbst den etablierten Star-Models nicht mehr passen«, schreibt sie. Das führe dazu, dass *Vogue* die Aufnahmen inzwischen am Computer retouchieren müsse, damit die bis auf die Knochen abgemagerten Mädchen ein wenig gesünder aussehen – der Schlankheitswahn sorgt für zynische Pointen.

Das Ideal der Modewelt sind klapperdürre, geschminkte Junkies. Aber keine Jugendschutzbehörde hat bisher erwogen, Magazine auf den Index zu setzen, die Mädchen und junge Frauen um ihre Gesundheit bringen, und kein Jugendschutzgesetz bremst maßlos ehrgeizige Mütter, die ihre Töchter um jeden Preis auf dem Laufsteg sehen wollen. Da landen eher Zeitschriften für Freikörperkultur auf dem Index, weil darauf auch nackte Kinder zu sehen sind. Was für eine verlogene Bande!

*Quelle: Pavia, W.: Vogue editor launches new war on size-zero fashion. Times vom 13.6.09*

> Warum geht der Trend auf dem Catwalk zu immer dürreren **Models**?

## Macht Radeln **Schlappschwänze** fit?

Im Gegenteil, je länger und heftiger Sie in die Pedale treten, desto eher machen Ihre Spermien schlapp. Mountainbiker, die in der Woche über 100 Kilometer zurücklegen, zeigen im Ultraschall in 19 von 20 Fällen Anomalien am und im Hodensack. Radfahrer klagen häufiger über Haarentzündungen (Follikulitis), Taubheitsgefühl in den Genitalien - mehr als 60 Prozent der Befragten - und Erektionsschwierigkeiten. Die verdanken sie mangelhafter Durchblutung sowie Schädigungen der Nerven, hervorgerufen durch den Druck des Sattels auf den Damm. Spanische Forscher raten Radlern sogar, ihr Sperma vor Beginn einer Profikarriere zwecks Familienplanung einzufrieren, denn das Training ruiniert die Qualität - und zwar so nachhaltig, dass eine Normalisierung nach Ende der Sportkarriere unwahrscheinlich ist. Lediglich vier Prozent der Spermien waren bei den Profis noch funktionstüchtig. Und nicht vergessen: Wer seinen potenziellen Nachwuchs im Gefrierfach lagert, sollte bei Stromausfall die Zutaten schnell verbrauchen.
*Quellen: Nargund, V. H.: Health issues of cycling in men. BJU International 2008; 101: 771-772; Vaamonde, D. A. et al.: Alteration of sperm morphology among practioners of three different training modalities. Fertility and Sterility 2009; 90: 495-496*

> Fördert Sex die Samenqualität?

S

## Ist **Schnupftabak** besser als Zigaretten?

Ursprünglich stammt der Schnupftabak aus Südamerika und wurde von den Einheimischen mit allerlei berauschenden Pflanzenteilen geschnupft. In Europa wurde er um 1561 durch die französische Königin Katharina von Medici als Migränemittel hoffähig. Im 19. Jahrhundert war Schnupfen sogar weiter verbreitet als Rauchen. Heute enthält eine Prise etwa 100 bis 200 Milligramm Tabak. Das darin enthaltene Nikotin wird langsam über die Nasenschleimhaut aufgenommen. Da das Schnupfen im Vergleich zum Rauchen mit einem deutlich geringeren Risiko für Lungenkrebs und Herz-Kreislauf-Erkrankungen verbunden ist, löst es mancherorts - z. B. in Schweden - das Rauchen ab. Allerdings ist hier noch nicht das letzte Wort gesprochen, da es ganz unterschiedliche Verfahren gibt, Schnupftabak herzustellen.

> Ist die Wasserpfeife unbedenklicher als Zigaretten?

## Ohne Schönheit kein Erfolg – stimmt das?

Stimmt, uns wird von Kindesbeinen an suggeriert, nur ein perfekter Körper mache glücklich und erfolgreich und sei mit der nötigen Willenskraft – sprich Zwang – auch für jeden erreichbar. Und so rennen wir einem jugendlichen Körperideal hinterher, das uns mit fortschreitendem Alter immer mehr entgleitet.

Aber nicht einmal dort, wo das Aussehen als Schlüssel für den beruflichen Erfolg gilt, ist die Schönheit das Maß aller Dinge, wenn Sie sich beispielsweise bei einer Modelagentur der etwas anderen Art bewerben. »Ugly NY« mit Sitz in London und New York ist bisher noch ein Unikum in der schönen neuen Welt der austauschbaren Musterkörper. »Wir suchen das Gegenteil von Paris Hilton«, so Inhaber Simon Rogers – Menschen mit Charakter und Individualität statt der ewig gleichen Schablonen. »So etwas wie hässlich gibt es nicht. Es gibt nur langweilig.« Offenbar hatte Rogers den richtigen Riecher. Während viele Modelagenturen schwächeln, boomt die seinige seit Jahren. Inzwischen gehören Ugly-Models, Männer wie Frauen, zu den Spitzenverdienern der Branche. Diese Menschen sind erfolgreich, weil sie sich im eigenen Körper »zu Hause« fühlen, auch wenn er – wie fast alle Körper – nicht normgerecht ist. *No body is perfect*, aber jeder ist dafür ein Unikat.

*Quelle: Schmieder, J.: Hässliche Models: Das Gegenteil von Paris Hilton. Süddeutsche Zeitung vom 24.11.04*

> Wer lebt länger: Optimisten oder Pessimisten?

S

## Was bringt gesunde Ernährung in der Schule?

Unter Umständen schlechtere schulische Leistungen. Unter »gesunder Ernährung« wird vielfach eine fettarme und kalorienreduzierte Kost verstanden. An einigen Schulen ist es den Kindern sogar verboten, Käsebrote und nahrhafte Getränke wie Kakaodrinks als Pausenverpflegung mitzubringen. Erwartet werden rohe Möhrchen und Kohlrabischeiben sowie viel Mineralwasser. Kinder haben aufgrund ihres kleinen Körpers Probleme mit der Temperaturregulation, weil sie dank ihrer dünnen Arme und Beine viel schneller auskühlen als Erwachsene.

Der Fettanteil ihres Körpers erreicht im Alter von neun bis zehn Jahren den niedrigsten Stand in ihrem Leben und ist mit rund 20 Prozent etwa halb so hoch wie bei der Geburt. In der Pubertät steigt der Fettgehalt wieder an, um mit dem 60. Lebensjahr den höchsten Wert zu erreichen. Kinder bekommen bei fett- und kalorienarmer Kost schnell Hunger. Erhalten sie dann nichts Gehaltvolles zu essen, können sie sich nicht mehr konzentrieren. Sie werden unruhig und aggressiv, was ihnen den Unmut des Lehrers einbringt und sie noch mehr frustriert - ein Ärgernis, das sich mit einer Wurststulle leicht verhindern ließe.

Wohin der Trend geht, sieht man wie immer in den USA: Dort empfehlen Kinderärzte, bei »gefährdeten« Kindern schon im Alter von acht Jahren vorsorglich mit der Einnahme von Statinen zur Senkung des Cholesterinspiegels zu beginnen. Dazu eine Bloggerin süffisant: »Ich vertraue amerikanischen Ärzten. Meines Erachtens sollte ein gutes gesundes Kinderfrühstück aus Ritalin, Statinen und Prozac bestehen. Aber ist es mit acht Jahren eigentlich nicht schon zu spät?«

*Quelle: http://www.biosyntrx.com*

> Wirkt sich **Prüfungsangst** negativ auf Prüfungsleistungen aus?

S

## Wer hat sich den Schulsport ausgedacht?

Das war »Turnvater« Friedrich Ludwig Jahn (1778-1852). Für ihn diente Turnen der patriotischen Erziehung und Vorbereitung auf den Krieg gegen Napoleon. Durchdrungen von seiner Mission, richtete der vollbärtige Fanatiker 1811 auf der Berliner Hasenheide den ersten deutschen Turnplatz ein - und begründete damit eine Tradition, die aktuell von den Terrorcamps der Taliban mit neuem Leben erfüllt wird. Dort suchte er die verweichlichten preußischen Bürgersöhne für den Kampf gegen französischen Erzfeind zu stählen - Rumpfbeugen fürs Vaterland waren von nun an Pflicht. Jahn gebührt auch das zweifelhafte Verdienst, 1817 auf der Wartburg die erste neuzeitliche Bücherverbrennung in Deutschland organisiert zu haben. Turnen wurde 1842 in Preußen nach zähem Ringen schließlich zum Schulfach erhoben. Nicht ganz 100 Jahre später sollte Jahns Turnideologie den Nazis frisch, fromm, fröhlich und frei eine Steilvorlage für ihre Leibesertüchtigung des deutschen Volkes liefern.

*Quelle: Mühlbauer, P.: Schlanke Schule statt schlanke Schüler. Telepolis vom 17.3.08*

> Was haben die modernen **Olympischen Spiele** mit Religion zu tun?

## Macht **Schulsport** unsere Kinder schlanker und fitter?

Wer sich an seinen Sportunterricht noch erinnert, ahnt natürlich das Ergebnis. Die Fitteren hatten zumindest manchmal Spaß – obwohl sich auch sportliche Kinder nur selten für Reck, Barren und Pferd begeistern lassen. Und die ungelenken Kinder blieben, wie sie immer waren, auch wenn für sie der Sportunterricht so unangenehm war wie für manchen guten Sportler die Lateinstunde. Natürlich hat sich auch die Sportwissenschaft der Frage angenommen. Zum Sachstand erklärten die Sportwissenschaftler der Universität Tübingen: »Im Schulsport lassen sich keine körperlichen Effekte erzielen. Das ist eine Standarderkenntnis der Sportmedizin.« Was Schulsport leiste, sei die Vermittlung erzieherischer Normen. Aber da hat der Sportunterricht keinen Alleinvertretungsanspruch, das können ein Schulorchester oder eine schulische Theatergruppe auch und vermutlich nicht schlechter.
*Quelle: Eberhard Karls Universität Tübingen: Sportlehrer in der Schule vermitteln auch Werte und Normen. Pressedienst Forschung Aktuell 02/2007*
> Regt Lob das Wachstum an?



## Wie zuverlässig ist die Früherkennung in der **Schwangerschaft**?

Alle Eltern wünschen sich ein Kind, an dem bei der Geburt »alles dran« ist, ein Kind, das sich im Sinne der Ärzte normal, d. h. durchschnittlich entwickelt, das aber ansonsten anderen Kindern in jeder Hinsicht – intellektuell, sportlich und sozial – überlegen ist. Doch etwa drei Prozent der Neugeborenen kommen behindert oder chronisch krank zur Welt. Die weitaus meisten Behinderungen werden erst im Laufe des Lebens erworben. Zur Früherkennung gibt es Gentests, Fruchtwasseranalytik und Sonografie. Auch wenn das Risiko für einen »Defekt« nur klein ist, wird der Mutter häufig zur Abtreibung geraten. Doch wie zuverlässig ist die Diagnostik? Das hängt von der Methode und der Erfahrung des Arztes ab. An der Berliner Charité war bei einer erschreckend großen Zahl der abgetriebenen Föten und untersuchten Fehlgeburten die Diagnose falsch.
Selbst wenn die Lage eindeutig erscheint, sind Fehleinschätzungen unvermeidlich. Hierzu ein Gespräch zwischen zwei Ärzten, von dem der Internist und Autor Petr Skrabanek berichtet. Das Gespräch ist fiktiv, die Aussagen

allerdings nicht: »Ich hätte gern Ihre Meinung zu einem Schwangerschaftsabbruch gehört. Der Vater hat Syphilis und die Mutter aktive Tuberkulose. Von den vier Kindern ist das erste blind, das zweite tot, das dritte taubstumm und das vierte hat Tuberkulose. Was würden Sie empfehlen?« »Ich würde nicht zögern, die Schwangerschaft sofort zu beenden.« »Dann hätten Sie jetzt Beethoven abgetrieben.«

Früher waren die Schwangeren »guter Hoffnung«, heute wird die Hoffnung von Sorge überlagert. Denn aufgrund all der Pränataldiagnostik und Vorsorgemöglichkeiten fühlen sich Frauen oft geradezu verpflichtet, ein gesundes Kind zur Welt zu bringen. Aber ganz gleich, wie umsichtig sich Eltern verhalten: Dafür gibt es nun einmal keine Garantie.

*Quellen: Skrabanek, P., McCormick, J.: Follies and Fallacies in Medicine. Tarragon Press, Glasgow 1989; Bergann, A.: Möglichkeiten und Grenzen des Vergleichs von pränatalen sonografischen und autoptischen Untersuchungsergebnissen in der fetalen Diagnostik. Dissertation, Humboldt-Universität Berlin 2003*

> Kann man als Schwangere das Geschlecht des Kindes durch Ernährung beeinflussen?



## Warum stutzt man Hunden den Schwanz?

Um zu verhindern, dass sie tollwütig werden. Ohne Witz, in der Antike war die Ansicht weitverbreitet, man könne Hunde durch Kupieren ihres Schwanzes vor Tollwut schützen. Diesem Aberglauben, den bereits der antike Naturforscher Plinius (23–79) kolportiert, verdanken Rassen wie Boxer und Bulldoggen ihren charakteristischen Stummelschwanz am Hinterteil. *Old ways die hard …*

> Wie kann ich mich vor ärztlichen Kunstfehlern schützen?

## Was sind Schwanzlutscherpillen?

In der Szene der Nahrungsergänzungsmittel ein Spitzname für Fischölkapseln. Der kluge Mann isst Lachsfilets. Zurück bleiben Schwanz, Mittelgräte und Kopf. Da die Entsorgung teuer ist, wurde eine neue Form der Wertschöpfung ersonnen, in deren Mittelpunkt zunächst die Schwanzflosse stand:

Kräftig lecken schützt das Herz! Natürlich ist die Anwendung in Form von Fischölkapseln viel praktischer. Aber wer glaubt, dass man dafür vorzugsweise fangfrische Lachsfilets nimmt, hat die Grundzüge des Geschäftslebens noch nicht wirklich durchdrungen. Am Rande: Die angeblich ebenso exotischen wie gesunden Fettsäuren im Fischöl finden sich überreichlich im billigsten aller Öle: im Rapsöl.
> Kann man Fisch angesichts der überfischten Meere noch guten Gewissens essen?

## Sind Männer Schweine?

S

Allemal. Bekanntlich lassen sie sich mit dem richtigen Getränk relativ leicht in Schweine verwandeln, wie schon zu den Zeiten der alten Griechen die Zauberin Circe bei Odysseus' Gefährten unter Beweis stellte. Für eine Seelenverwandtschaft spricht auch, dass heutige Männer im Gegensatz zu Frauen (nach Angaben von Transplantationszentren) viel weniger Bedenken haben, sich Schweineherzklappen einsetzen zu lassen. Und dann sind sie natürlich auch arme Schweine, weil sie sich jeden Morgen die Borsten rasieren müssen, ihren Rüssel überall reinstecken wollen, häufig dafür eins auf die Schwarte kriegen und schließlich für Kuckucksferkel blechen dürfen. Es mag sie trösten, dass wenigstens die Achtung auf Gegenseitigkeit beruht: »Hunde blicken zu uns auf, Katzen schauen auf uns herab, und Schweine behandeln uns als Gleichgesinnte«, erkannte schon Winston Churchill.
> Früher war meine Frau so anschmiegsam, warum ist sie jetzt so widerborstig?

## Viele Leute fahren mit Biodiesel aus Raps. Aber wer tankt Schweinediesel?

Unsere nördlichen Nachbarn. In Dänemark wurde die Idee von der Energie vom Acker weiterentwickelt. Statt ihre ausgemusterten Schweineschlachtkörper und Schweineabfälle wie in Deutschland zu verbrennen – was nebenbei eine borstensträubende Idee ist, weil hier jede Menge wertvoller Futtermittel in Rauch aufgeht –, werden sie bei unseren Nachbarn verdieselt. Dazu wird erst das Fett extrahiert, dann werden daraus die Fettsäuren freigesetzt

und diese wiederum mit Methanol verestert. Der Schweinediesel wird in Dänemark bereits zu 5,75 Prozent konventionellem Treibstoff beigemischt.
> Stimmt es, dass man in den USA aus Soja Autos gebaut hat?

## Wie gefährlich ist die Schweinegrippe?

Sie ist bisher harmloser als die »normale« Humaninfluenza (Menschengrippe), die nur etwa 10 Prozent aller sogenannten grippalen Infekte ausmacht. In Deutschland hat die Schweinegrippe bei fast allen Betroffenen einen milden Verlauf genommen. »Einzelne Todesfälle werden in der Presse geradezu zelebriert«, so Gerd Antes, Mitglied der Ständigen Impfkommission (STIKO). »Für Sammler von Beispielen, wie man Zahlen nicht interpretieren sollte, herrschen goldene Zeiten.« Wenn man bedenkt, dass jedes Jahr viele tausend Menschen an der ganz normalen Humaninfluenza sterben, scheint der Verdacht berechtigt, die Warnung vor der Pandemie sei eine reine Inszenierung und lediglich ein Riesengeschäft für die Pharmaindustrie. Und zwar nicht nur der Impfstoff gegen das Schweinegrippe-Virus H1N1, sondern auch die Schnelltests für die neue Grippe, deren Versagerquote (falsch-negative Ergebnisse) bei 50 Prozent liegt. Da ist es deutlich billiger, aber genauso exakt, eine Münze zu werfen.
*Quelle: Antes, G.: Schweinegrippe oder Zahlenallergie? Süddeutsche Zeitung vom 7./8.11.09*
> Soll ich meine zwölfjährige Tochter gegen Gebärmutterhalskrebs impfen lassen?

## Hat die Schweinegrippe nicht schon früher viele Todesopfer gefordert?

Das war 1976 in den USA. Dennoch lag die Sache ein wenig anders. Damals gab es zwar mehrere hundert Tote, aber keine Grippetoten, sondern ausschließlich Impftote. »Die vielleicht schwerwiegendste Nicht-Epidemie« spottete der Internist Petr Skrabanek. Nach einem flammenden Appell von Regierung und Gesundheitsbehörden, die vor einer »Killergrippe« und einer Pandemie warnten, ließen sich 46 Millionen Amerikaner impfen. Der Impfstoff war angeblich getestet, wurde jedoch kurz vor der Impfaktion durch

eine ungetestete Variante ersetzt. Mindestens 4000 Menschen erlitten schwere Impfschäden meist neurologischer Natur, etwa das Guillain-Barré-Syndrom, eine aufsteigende Lähmung. Rund 300 Menschen starben, und die Schadenersatzforderungen beliefen sich auf mehr als 3,5 Milliarden Dollar. Kein einziger Fall von Schweinegrippe trat auf, und der Direktor der Centers for Disease Control musste seinen Hut nehmen.
Aufgedeckt wurden diese Fakten 1979 von der kritischen CBS-Sendung *60 Minutes*. Diese schonungslose Reportage wurde nur ein einziges Mal gesendet und verschwand dann im Giftschrank. Damit sich diese Pleite nicht wiederholt, hat die US-Regierung den Herstellern des Impfstoffes für die aktuelle Schweinegrippe vorsorglich Immunität zugesichert. Klagen etwaiger Impfopfer gegen die Pharmaindustrie sind damit wohl aussichtslos.
*Quelle: Swine Flu Vaccine: 1976 CBS »60 Minutes« Transcript: http://www.wanttoknow.info/health/1976-swine-flu-vaccine-60-minutes-transcript*
> Was hat Religion mit der Verbreitung der Schweinegrippe zu tun?

S

## Warum gehen meine Kinder so ungern zum Schwimmen ins Hallenbad?

Das hängt offenbar mit der Qualität des Wassers – und der Luft – zusammen. Schwimmbäder werden aus hygienischen Gründen stark gechlort. Dabei bilden sich durch Reaktion mit Schweiß, Schuppen, Menstruationsblut und Urin zahlreiche giftige Chlorgase, die der Badende direkt über der Wasseroberfläche einatmet – ganz besonders im Hallenbad. Beim Freibad gibt es damit weniger Probleme, weil die giftigen Gase rasch abziehen können.
Schon länger ist bekannt, dass Spitzenschwimmer im Vergleich zu anderen Sportlern ungewöhnlich häufig an Asthma und gereizten Atemwegen leiden. Neugierig geworden, untersuchten Lungenspezialisten der Universität Löwen in Brüssel rund 2000 Kindergarten- und Schulkinder und stellten fest, dass deren Lungengewebe umso »löchriger« war, je eifriger die Kinder das Hallenbad besucht hatten.
Asthma und Bronchitis im Kindesalter hängen offenbar mit dem häufigeren Kontakt der Kids mit gechlortem Wasser zusammen. Es spricht daher durchaus für einen gesunden Riecher, wenn Kinder eine Abneigung gegen Hallenbäder entwickeln, während sie Freibäder lieben.

*Quellen: Bernard, A. et al.: Lung hyperpermeability and asthma prevalence in schoolchildren: unexpected associations with the attendance at indoor chlorinated swimming pools. Occupational & Environmental Medicine 2003; 60: 385-394; Bernard, A. et al.: Infant swimming practice, pulmonary epithelium integrity, and the risk of allergic and respiratory diseases later in childhood. Pediatrics 2007; 119: 1095-1103*

> Macht Schulsport unsere Kinder schlanker und fitter?

## Was bedeutet die Selbsterneuerung des Körpers konkret?

Unser Körper ist ein ständig in Erneuerung begriffenes System, doch jedes Gewebe hat seinen eigenen Rhythmus. Haare fallen aus und wachsen rasch nach, manche Darmzellen werden sogar alle paar Stunden erneuert, Blutgefäßzellen werden nach wenigen Tagen ersetzt, Hautzellen alle zwei bis vier Wochen neu gebildet. Und selbst die so soliden Knochen sind in einem ständigen Ab- und Wiederaufbau begriffen; fürs ganze Skelett braucht's an die zehn Jahre.



## Wie funktioniert die Selbstheilung?

Das System der Selbsterneuerung ist dank seiner außerordentlichen Dynamik bestens darauf vorbereitet, Verletzungen zu heilen oder Krankheiten abzuwehren. Das Vermögen des Körpers, ohne Therapie - vielleicht abgesehen von ein wenig Zeit und Ruhe sowie freundlicher mitmenschlicher Unterstützung - wieder auf die Beine zu kommen, ist wirklich erstaunlich. Nach Franz Ingelfinger, Herausgeber des renommierten *New England Journal of Medicine,* kann man davon ausgehen, dass rund 80 Prozent aller Krankheiten, an denen Patienten leiden, entweder von selbst wieder verschwinden oder auch von der modernen Medizin nicht zu heilen sind. Bei etwa jedem zehnten Patienten »zeigt medizinisches Eingreifen deutlichen Erfolg« und beim Rest verschlechtert sich der Zustand durch ärztliches Eingreifen.
Seine Hochachtung gegenüber den Selbstheilungskräften, die jedem Körper - ob gesund oder krank, alt oder jung, dick oder dünn - innewohnen, brachte den antiken römischen Arzt Galenus bereits 2000 Jahre früher zur gleichen

Einsicht: »Der beste Arzt ist die [menschliche] Natur, denn sie heilt drei Viertel aller Krankheiten und sagt nie etwas Böses über Kollegen.«
*Quellen: Ingelfinger, F. J.: Health: a matter of statistics or feeling. New England Journal of Medicine 1977; 296: 44-45; Pirlet, K.: Naturheilkunde ist Naturwissenschaft. Karger, Basel 2004*
> Wie lange kann der Mensch ohne Aufputschmittel wach bleiben?

## Kann ich als Patient Selbsthilfegruppen vertrauen?

Patientenorganisationen und Selbsthilfegruppen genießen einen guten Ruf. Hier hoffen Kranke, unabhängig über Therapien informiert zu werden. Doch inzwischen haben auch die Pharmakonzerne die Patienteninitiativen entdeckt. Diese verfügen über ein Gut, das die Pillendreher schmerzlich vermissen: Sie gelten als glaubwürdig. Und das weckte die Begierde der Pharmaindustrie. Inzwischen ist es durchaus üblich, dass leitende Funktionäre von Selbsthilfegruppen von der Pharmaindustrie »gesponsert« werden. Oder dass ein Pharmaunternehmen gleich selbst eine Selbsthilfegruppe gründet, wenn die für ein interessantes Krankheitsbild noch fehlt. Man spart den Pharmareferenten, umgeht die Ärzte und wendet sich direkt an den Endverbraucher, den Patienten. Diese Art des Direktmarketings ist preiswert.
Ein aktuelles Beispiel für diese unselige Verflechtung hat die Deutsche Gesellschaft für Versicherte und Patienten [DGVP] unlängst geboten. Deren Präsident Wolfram-Armin Candidus, Deutschlands wohl bekanntester Patientenvertreter, lud Anfang 2008 in Berlin zu einer Pressekonferenz ein, auf der die Impfung gegen Gebärmutterhalskrebs vehement unterstützt wurde. Dass der Impfstoffhersteller Sanofi Pasteur MSD die dortige Podiumsdiskussion seinerseits mit einer fünfstelligen Summe unterstützt hatte, brachten erst ein paar hartnäckige Journalisten ans Tageslicht. Dazu der Pharmakologe und Lobbykritiker Professor Peter Schönhöfer: »Die DGVP gibt vor, die Patienteninteressen zu vertreten. In Wirklichkeit vertritt sie die Interessen der Pharmaindustrie.«
*Quellen: Keller, M.: Pharmaindustrie: Geben und einnehmen. Die Zeit vom 19.5.05; Holland-Letz, M.: Patientenverband: Geld von Pharmafirmen. wdr-markt vom 29.9.08*
> Wofür wurde die Impfung gegen Gebärmutterhalskrebs preisgekrönt?

## Beugt das Keulen von Schweinen Seuchen vor?

Ganz im Gegenteil, man fördert sie, wie das Beispiel Ägypten zeigt: Dort wurden im Frühjahr 2009 sämtliche Schweine getötet, um die Ausbreitung der Schweinegrippe zu verhindern, wie es hieß. Dass die Schweinegrippe keine Grippe für Schweine ist, sondern von Mensch zu Mensch übertragen wird, spielte keine Rolle. Mit der Keulung wurde nicht nur die wirtschaftliche Existenz von mehr als 150 000 Bürgern zerstört, sondern seitdem versinkt die Hauptstadt Kairo auch buchstäblich im Unrat. Die Schweine fraßen Tag für Tag den organischen Abfall der Stadt, der nun auf den Straßen verrottet, weil die ruinierten Schweinehalter - in der Mehrzahl christliche Drusen - ihn nicht mehr einsammeln. Und so etwas wie eine öffentliche Müllabfuhr gibt es nicht. Inzwischen stinkt es in vielen Vierteln der Hauptstadt bestialisch. »Das Dümmste, was die Regierung je gemacht hat«, meint eine Einwohnerin kopfschüttelnd. Nun drohen aufgrund des Unrats eine Rattenplage und so altbekannte Seuchen wie Pest, Typhus und Cholera.
*Quelle: Slackman, M.: With pigs gone, Cairo's garbage piles up. New York Times vom 28.9.09*
> Warum Händewaschen nach dem Klo?



## Fördert Sex die Samenqualität?

Auf jeden Fall. Wenn Männer, deren Samenqualität zu wünschen lässt, häufiger ejakulieren, nimmt der Anteil an fehlerhaften Spermien deutlich ab. Auch hier gilt: Frische ist Trumpf, und Übung macht den Meister.
> Dass Onanie Körper und Geist ruiniert, haben doch nur Spinner behauptet!

## Kann Sex das Leben verkürzen?

Das wohl beste Beispiel für einen Heldentod durch Sex liefert die Kleine Pinselschwanzbeutelmaus *(Phascogale calura)*. Sie sieht so aus und klettert wie unser Eichhörnchen. Die Männchen sind wahre Don Juans und haben in der dreiwöchigen Paarungszeit im Juni nichts als Weibchen im Kopf. Im Juli ist die Orgie vorbei, und sämtliche Beutelmäuseriche sind mausetot.

Sex kann ganz schön anstrengend sein, besonders dann, wenn die Weibchen zahlreich sind, die Zeit knapp und die Konkurrenz groß ist. Derart gefordert, steigt das Cortisol im Blut der Männchen steil an. Da aus aktuellem Anlass natürlich auch das Männlichkeitshormon Testosteron Spitzenwerte erreicht, sind die Mäuseriche durch die beiden Hormone zwar high, hocken dem Tod aber schon auf der Schippe. Denn beide Hormone schädigen das Immunsystem. Der Spiegel an freiem Cortisol ist bei den ausgepowerten Männchen 25-mal höher als bei den umworbenen Weibchen. Die bleiben dabei ganz cool, damit sie fit sind, wenn sie ihre Jungen austragen und säugen.
Und beim Menschen? Wie aktuelle Untersuchungen von über 11000 Mönchen und Nonnen in bayrischen Klöstern ergeben haben, werden zumindest die Herren in klösterlicher Enthaltsamkeit älter als Männer mit ehelichen Pflichten - nämlich ebenso alt wie die Nonnen.

S

*Quellen: Bradley, A. J.: Stress and mortality in the red-tailed phascogale, Phascogale calura (Marsupialia, Dasyuridae). General and Comparative Endocrinology 1987; 67: 85-100; Luy, M.: Warum Frauen länger leben: Erkenntnisse aus einem Vergleich von Kloster- und Allgemeinbevölkerung. Bundesamt für Bevölkerungsforschung beim Statistischen Bundesamt 2002; H. 106*

> Wie sah die Prävention gegen **Onanie** aus?

## Gibt es **Sex** gegen Bares auch im Tierreich?

Sex gegen Cash ist auch der Tierwelt nicht fremd. Wenn es lohnt, wird Mutter Natur schon mal zur Puffmutter. Um das eigene Wohlbefinden oder den eigenen Wohlstand zu mehren, lässt sich die Damenwelt gegen gute Gaben gern begatten. Manche Affendamen bieten sich gerne demjenigen Männchen an, das gerade im Besitz des schmackhaftesten Futters ist. Selbst unter Pinguinen im ewigen Eis ist Sex gegen Kies nichts Ungewöhnliches. Da Adelie-Pinguine mühsam Steinchen aus dem Eis picken müssen, um damit ihre Nester zu sichern, watscheln manche Pinguindamen zu den Junggesellen, um ihnen ihre Liebesdienste anzubieten. Zum Dank erhalten sie ein paar der begehrten Steinchen. Damit watscheln sie dann bumsfidel zu ihrem Lebenspartner ins Nest zurück.

*Quelle: Miersch, M.: Das bizarre Sexualleben der Tiere. Piper, München 2001*

> Wofür braucht die Gärtnerin **Viagra**?

## Was verleiht mehr **Sexappeal** – Obst, Gemüse oder Fisch?

Kommt darauf an, wer daran nascht. Die Geschmäcker sind offenbar in jeder Hinsicht verschieden. Brombeeren und Holunderbeeren machen Mönchsgrasmücken unwiderstehlich. Die dunklen Pigmente sammeln sich gezielt im Gefieder der Kopfkappe des Grasmückerichs an, und das betört die gefiederte Damenwelt ungeheuer.
Wer als Flamingohahn aus dem Ei schlüpft, sollte seinen Sexappeal stattdessen durch eine Diät aus Krebsen unterstreichen - aber möglichst rot müssen sie sein, falls er die stolzen, langbeinigen Flamingoschönheiten beeindrucken will. In Zoos wird da schon mal mit rotem Paprikapulver im Futter nachgeholfen. Blasse Knaben haben beim anderen Geschlecht partout keine Chance.
Unter See-Elefanten muss es hingegen Fisch sein, fetter Fisch natürlich: Je dicker die Blubberschicht des See-Elefanten-Paschas, desto größer sein Harem und umso reicher seine Nachkommenschaft.
> Wie erotisch kann Zähneputzen sein?

S

## Warum hat das **Silberbesteck** bei einer Tafel einen so hohen Stellenwert?

Nein, nicht weil es teuer ist. Da wären dann goldene Löffel geeigneter. Niemand spricht vom Tafelgold, sondern alle vom Tafelsilber. Der Grund ist unsere Gesundheit: Silber desinfiziert - Gold oder Stahl nicht. Wer das Silberbesteck vor jedem Mahl aufwendig putzen ließ - eine höchst ungeliebte Arbeit beim Küchenpersonal -, sorgte dafür, dass die Oberfläche des Bestecks antibakteriell wirkte. Das richtige Besteck ist für die Verdauung manchmal wichtiger als die Wahl der Speisen.
> Was versteht man unter der »Zahnstocherregel«?

## Stellt **Silicon** im Busen ein Risiko für den Säugling dar?

Schönheitschirurgen verneinen eine Gefahr: Die Rückstandsfracht von Muttermilch aus silicongefütterten Brüsten liegt nach ihren Messungen mit gut 50 Mikrogramm pro Liter genauso hoch wie aus naturbelassenem Busen. Kuhmilch enthält bereits mehr als 10-mal so viel Silicon, Säuglingsmilch aus

der Flasche mit stolzen 4,4 Milligramm abermals fast das Zehnfache von Kuhmilch. Vermutlich gerät das Silicon über die Plastikschläuche beim Melken sowie über Kunststoffe bei der Verarbeitung ins Essen. Laut EU liegt die Höchstmenge für Lebensmittel bei 60 Milligramm pro Kilogramm.
> Bringt die Selbstabtastung der Brüste etwas?

## Soja gilt als uralte Kulturpflanze in China. Seit wann wird sie dort angebaut?

S

Angeblich wird die Sojabohne schon seit Jahrtausenden in China kultiviert. Kaiser Shennong persönlich, so die Sage, habe die Bohne 2383 v. u. Z. geheiligt. Als Gott des Windes, der den Kopf eines Ochsen trug, stand ihm dies auch zu. Seither nährt die Bohne den asiatischen Kontinent, schützt ihre Bewohner vor Zivilisationskrankheiten und vertreibt böse Geister.
Tatsache ist: Sojasauce war als Würzmittel seit einigen Jahrhunderten bekannt. Aber über die weitere Nutzung schweigen sich die Chronisten beharrlich aus. Die Bohne taucht erstmals im 18. Jahrhundert auf - als unbedeutender Exportartikel. Während der Besetzung der Mandschurei durch Japan begann die Blüte des Sojaexports. Aber nicht, um daraus Sojakäse herzustellen, sondern um damit Japans Reisfelder zu düngen. Niemand würde auf die Idee kommen, ein hochgeschätztes Lebensmittel grad so wie Schweinemist auf den Feldern auszubringen. Die Sojabohne taugte wohl in aller Regel nicht mal als Viehfutter - geschweige denn für eine hungrige Bevölkerung.
*Quelle: Pollmer, U.: Die Sojastory. Eulenspiegel 2008; H.4: 1-2*
> Kann man Lupinen essen?

## Soja wird gern als die Milch Asiens bezeichnet. Warum?

Gute Frage, denn die meisten Menschen in Asien vertragen Milch nicht und ekeln sich sogar davor. Behauptungen wie, Soja sei »die Milch Asiens«, lassen auf Anhieb erkennen, dass hier ein Angriff auf die menschliche Intelligenz geplant ist: Warum sollten Gesellschaften, die Milch und Käse buchstäblich zum Speien finden, mit Hingabe und aufwendiger Technik gerade diese Produkte nachmachen?

Da die Sojabohne ziemlich giftig ist, muss sie erst mühsam entgiftet werden, bevor sie für den menschlichen Verzehr geeignet ist. Und dies geschieht entweder - wie im Westen - durch Hightech oder - wie im Osten - durch komplizierte Fermentationen. Um nur ein paar dieser unerfreulichen Substanzgruppen zu nennen, die vor dem Verzehr aus dem Verkehr gezogen werden sollten: Sexualhormone, Phytin, Lektine, Enzyminhibitoren, Oxalsäure, Goitrogene und Saponine.
*Quelle: Nagy, T., Fock, A.: Soja: eine widerspenstige Giftpflanze. Eulenspiegel 2008; H.4: 3-9*
> Ist **Kuhmilch** nur fürs Kälbchen geeignet?

## Stimmt es, dass man in den USA aus Soja Autos gebaut hat?

S

Im Prinzip ja. Die Bohne wurde in den Vereinigten Staaten zunächst als ideale Ergänzung zum Maisanbau genutzt, um die ausgelaugten Böden wieder mit Stickstoff zu versorgen.
Später wurde das Öl extrahiert, was den Nutzen erhöhte. Da der unbehandelte eiweißreiche Extraktionsrückstand ungenießbar war, wurde er zu Kunststoff verarbeitet. Henry Ford wollte seine Fahrzeuge sogar komplett aus Rohstoffen vom Acker bauen. Es gelang ihm, aus Sojaeiweiß Autokarosserien, Badewannen und Kloschüsseln zu produzieren. Mit dem Vorschlaghammer in der Hand demonstrierte er öffentlich die Unverwüstlichkeit seines Biokunststoffes.
Während des Zweiten Weltkriegs erreichte der Einsatz von Sojaeiweiß in der chemischen Industrie seinen Höhepunkt. Doch als das Erdöl billiger wurde, war der Traum vom »Soja-Auto« geplatzt. Nun mussten neue Verwertungsmöglichkeiten für den Abfall der Ölmühlen gefunden werden. Im Lauf der Jahre lernte man nach zahlreichen Rückschlägen, den Sojaexpeller so zu bearbeiten, dass er vom lieben Vieh vertragen wurde. Mittlerweile wandern etwa 95 Prozent der Produktion in die Futtertröge.
*Quelle: Tullo, A. H.: Soybeans are once again garnering attention as a renewable raw material for polymers. Chemical & Engineering News 20.8.07: 36-39*
> Was passiert mit den **Eierschalen**, die bei der industriellen Verarbeitung anfallen?

## Wie lecker sind rohe Sojasprossen?

Sie sind ziemlich widerlich. Deshalb werden bei uns in den Geschäften und Restaurants meist Mungbohnen verwendet und falsch deklariert. Deren Samen sind kleiner und zarter. Rohe Sprossen sucht man in der chinesischen Küche vergeblich; sie werden - egal, ob Soja oder Mung - blanchiert. Selbst in »Rohkostsalate« kommen sie nur in erhitzter Form, um Krankheitserreger wie Salmonellen abzutöten. Beim Keimprozess herrschen ideale Bedingungen für deren Vermehrung. Und so löst das Sortiment der »Sprossen & Keime« bei uns inzwischen das Hähnchen als bevorzugten Salmonellenlieferant ab.
> Wie gesund ist Tofu?

## Kommt Hautkrebs tatsächlich vom Sonnenbrand?

S

Menschen, die früher einer intensiven natürlichen UV-Strahlung ausgesetzt waren - etwa Postillione im Hochgebirge oder Matrosen auf Segelclippern -, erkrankten gerade nicht am Melanom. Wer von den heute lebenden Menschen in seiner Kindheit und Jugend viel an der frischen Luft war oder sich aus beruflichen Gründen oft im Freien aufhalten muss, besitzt ebenfalls ein deutlich geringeres Risiko als Personen, die ihr Leben im Büro fristen.
Bei der Analyse der Lebensumstände des erkrankten Büropersonals fand sich immer wieder der gleiche Zusammenhang: Arbeit unter Kunstlicht. Es ist bekannt, dass Neonröhren, aber auch Halogenlampen Licht im UV-C-Bereich aussenden können. Die hochaggressiven UV-C-Strahlen kommen im Tageslicht gar nicht vor. Im Tierversuch mit Nacktmäusen genügten täglich ein paar Stunden Kunstlicht mit Halogenlampen (12 Volt, 50 Watt), und fast alle Mäuse erkrankten an Hautkrebs. Tiere, die unter abgeschirmten Halogenstrahlern gelebt hatten, blieben dagegen gesund. Eine Glasscheibe genügte, um das UV-C abzufangen. Wie viele offene Halogenlampen oder defekte Neonröhren mögen in den Wohn- und Arbeitsräumen der ganzen Welt hängen? Natürlich dürfte inzwischen auch der Lampenwirtschaft eine Glühbirne aufgegangen sein, sodass sie ihre Leuchtmittel schrittweise verbessern. Aber die Folgen ihrer alten Produkte kommen erst jetzt allmählich ans Licht.
*Quelle: D'Agostini, F., De Flora, S.: Potent carcinogenicity of uncovered halogen lamps in hairless mice. Cancer Research 1994; 54: 5081-5085*
> Welche Folgen hat Kunstlicht?

## Schützt Sonnencreme vor Hautkrebs?

Eher weniger: »Die Wirkung von Sonnencreme-Anwendungen auf das Melanomrisiko«, orakelte die Strahlenschutzkommission schon vor Jahren, »wird uneinheitlich beurteilt. Es bleibt unklar, ob Sonnencremes vor malignen Melanomen [bösartigem Hautkrebs] schützen. In einigen Arbeiten wird die Verwendung von Sonnencremes sogar mit einer Erhöhung des Melanomrisikos in Verbindung gebracht.« Auch die Krebsexperten der Weltgesundheitsorganisation (WHO) sind sehr vorsichtig geworden: »Die Wirkstoffe in Sonnenschutzmitteln können die Zellen schädigen - mit oder ohne UV-Strahlung -, Schädigungen der DNA, der Zellfunktion und Zelltod eingeschlossen.«
Bei der Fülle von Substanzen, die in einer Sonnenmilch enthalten sind, ist es naturgemäß schwierig, die vielfältigen Reaktionen vorherzusagen, wenn diese Mixturen bei erhöhter Temperatur in dünner Schicht UV-Licht ausgesetzt sind. Eine Überprüfung des beliebten UV-Filterstoffes Methylmethoxycinnamat durch die norwegische Strahlenschutzbehörde zeigte, dass der Stoff in toxische Bruchstücke zerlegt wird. Und aus Tierversuchen weiß man, dass Sonnencremes zwar den Sonnenbrand verhindern - was sehr löblich ist! -, nicht jedoch das Melanom.

*Quellen: Strahlenschutzkommission (SSK): Ultraviolette Strahlung und malignes Melanom. Veröffentlichungen der Strahlenschutzkommission 1999, Band 44; WHO, International Agency for Research on Cancer: Sunscreens. IARC Handbooks of Cancer Prevention. Lyon 2001; Vol. 5*

> Kann man Darmkrebs vorbeugen?

## Wie wurde bewiesen, dass Sonnenlicht zu Krebs führt?

Jeder weiß: Ohne Sonne kein Leben - deshalb ist das Leben an Sonne angepasst. Da unsere Vorfahren meist draußen gearbeitet haben, müsste das Melanom beim modernen Büromenschen allmählich verschwinden. Doch am Hautkrebs (Melanomen) erkrankt der Büroarbeiter, nicht der Gärtner. Zudem treten Melanome oft an Körperstellen auf, die nicht der Sonne ausgesetzt waren. Aber das wird im Fernsehen natürlich nicht erzählt. Stattdessen zeigt man eine junge Mutter, die an Hautkrebs leidet. Unter Tränen bestätigen alle Familienmitglieder vor der Kamera, gern an südlichen Stränden gebadet zu haben. Da dies für fast alle Zuschauer zutrifft, wächst die Bedrohung.

Sobald das Publikum diese Theorie verinnerlicht hat, setzt die medizinische Forschung an. Man befragt Personen mit der Diagnose Hautkrebs nach Sonnenbädern. Die Patienten befinden sich seit Wochen in einem tiefen psychischen Loch: »Was habe ich bloß falsch gemacht?« Alsbald tauchen vor ihrem geistigen Auge immer mehr Sonnenbrände auf. Je weiter sie in ihrer Vergangenheit graben, desto schlimmer werden die Bilder. »Recall Bias« (Erinnerungsverzerrung) nennt das der Fachmann. Und schon lässt sich behaupten: Zu viel Sonne macht Krebs.
Fragt man die Patienten hingegen *vor* der Diagnose, zeigt sich, dass Sonnenbrände bei Melanompatienten meist nicht häufiger waren als bei Gesunden – einmal abgesehen von kleinen Kindern, die sehr empfindlich auf eine Überdosis UV-Strahlen reagieren. Wenn schließlich die ganze Schieflage in der Fachpresse zum Thema wird, schweigen die Medien. Wer will sich schon blamieren? Zudem vergrätzt man sonst noch die Anzeigenkunden für Sonnencremes. In diesem Fall ist die Kosmetikindustrie der lachende Dritte.
*Quelle: Cockburn, M. et al.: Recall bias in self-reported melanoma risk factors. American Journal of Epidemiology 2001; 153: 1021-1026*

S

> Stimmt es, dass helle Haut vermehrt zu Hautkrebs neigt?

## Wer benutzt nachts Sonnenschutzmittel?

Während des ersten amerikanischen Atombombentests am 16. Juli 1945 war man sich über die Auswirkungen des dabei austretenden radioaktiven Strahlungspotpourris noch nicht ganz im Klaren. Und so verteilte Edward Teller, einer der Väter der Atombombe, in pechschwarzer Wüstennacht auf dem Testgelände feierlich Sonnenschutzlotion, mit der sich die Creme der amerikanischen Physiker, 20 Meilen von der erwarteten gewaltigen Explosion der Trinity-Bombe entfernt, zwecks Vermeidung von UV-Schäden eifrig Gesicht und Hände einschmierte. Sie halten die Idee einer nächtlichen Nutzung von Sonnenschutzmitteln für einen abstrusen Ausrutscher? Nun, unsere moderne Kosmetikindustrie verkauft der Damenwelt jede Menge »Nachtcremes« zur Hautpflege mit beachtlichen Sonnenschutzfaktoren. Schützt wahrscheinlich vor einem Atomschlag unter der Bettdecke ...
*Quelle: Rhodes, R.: The making of the atomic bomb. Simon & Schuster, New York 1986*

> Stimmt es, dass es früher radioaktive Zahncreme gab?

## Wozu setzt der Körper überhaupt Speck an?

Das Körperfett um den Bauch, aber auch an Armen und Beinen ist nicht in erster Linie »Reservefett«, sondern Isolator. Es sorgt dafür, dass wir nicht so schnell auskühlen. Je weniger jemand auf den Rippen hat, desto mehr muss er essen, um die Wärmeverluste auszugleichen. Wenn der Körper Kalorien einsparen will, vermindert er die Durchblutung von Armen und Beinen. Durch Kaloriensparen beim Essen bekommen viele Menschen einen »Energiesparkörper«: Sie haben kalte Hände und Beine, sind aber um den Bauch gut isoliert, um Wärmeverluste zu vermeiden.

> Muskeln sind aktiv, Fett ist passiv - oder etwa nicht?

## Ist Sport die beste Arznei?

Manche Experten feierten ihn sogar als »Medikament des Jahrhunderts«. Merkwürdig: Sporthochschulen ähneln eher einem Lazarett als einer akademischen Einrichtung - da sind die Geisteswissenschaftler an der Uni wesentlich lebendiger. Nicht umsonst füllen die Risiken des Sports ganze Lehrbücher - ein ziemlich langer Beipackzettel für ein Jahrhundertmedikament. Darin finden sich neben den üblichen Malaisen wie Schädel-Hirn-Traumen, Platzwunden, Dopingtodesfällen, Meniskusrissen oder Trümmerbrüchen auch eher unerwartete Effekte wie Essstörungen, Stressfrakturen oder ein ruiniertes Immunsystem.

Die Deutsche Gesellschaft für Sportmedizin und Prävention rät deshalb allen über 35-Jährigen zur sportärztlichen Untersuchung, bevor sie sich auf den Sportplatz wagen. Offenbar haben nicht einmal Sportärzte Vertrauen in ihre Wunderarznei. Warum auch? Nach Angaben der Bundesanstalt für Arbeitsschutz und Arbeitsmedizin ereignen sich jedes Jahr 1500 000 Sportunfälle. Dazu kommen noch fast 600 000 Unfälle im Sportunterricht. Die vielen chronischen Gelenkschäden durch Sportverletzungen, die erst Jahre später auftreten, fehlen in der Bilanz.

Die Nebenwirkungen des sogenannten Jahrhundertmedikaments füllen nicht nur Bücher, sondern auch Hospitäler. In der Bilanz fehlen zudem Overuse-Schäden, also Überlastungsschäden, wie Tennisellenbogen oder Läuferknie, die meist nicht als Sportverletzung gezählt werden. Dieser Verletzungstyp nimmt dank der Propaganda für »gesunden« Ausdauersport schnell zu.

Insofern darf man getrost von 3 bis 4 Millionen ernsthaften Verletzungen pro Jahr ausgehen. Wie ein anonymer Spötter meinte: »Sport ist eine Methode, Krankheiten durch Unfälle zu ersetzen.« Aus Sicht von Unfall- und Reha-Kliniken ein Bombengeschäft.

*Quellen: Harries, M. et al.: Oxford Textbook of Sports Medicine. Oxford University Press, Oxford 1998; Khandyuk, Y. et al.: Statistik Schülerunfallgeschehen 2006. Deutsche Gesetzliche Unfallversicherung, November 2004*

> Wie viele Lebensjahre gewinne ich, wenn ich meine **Risikofaktoren** in den Griff bekomme?

S

## Sport ist Mord – stimmt das?

Bei der Meldung von Unfällen mit Todesfolge gibt es bei unseren Versicherungen leider keine Rubrik »Sport«. Solche Ereignisse fallen unter »Heim- und Freizeitbereich« oder unter »Sonstige«. In diesen Rubriken weist die Bundesanstalt für Arbeitsschutz und Arbeitsmedizin für das Jahr 2000 rund 12 000 Unfalltote aus. Wenn die Toten aus Sportunfällen daran einen ähnlichen Anteil haben wie in der Schweiz, ist pro Jahr mit etwa 1000 Verblichenen zu rechnen.

Dazu kommen etwa 700 weitere Bestattungen, die durch plötzlichen Herztod beim Sport bedingt sind, nicht zu vergessen die nicht erfassten Todesfälle aufgrund von Doping oder infolge von Magersucht. Letztere gibt es nicht nur bei Sportarten, bei denen das Gewicht eine große Rolle spielt – beispielsweise bei Ballett, beim Bodenturnen oder beim Skispringen –, sondern trifft vor allem junge Menschen, die Diät halten und joggen, um dadurch abzunehmen. Dies führt vielfach in eine lebensbedrohliche Essstörung. Es scheint daher nicht unrealistisch, von deutlich mehr als 2000 Sporttoten pro Jahr auszugehen.

Nur zum Vergleich: Die Zahl der Verkehrstoten liegt derzeit bei knapp 4500 Menschen pro Jahr. Wer Sport allerdings nicht wegen der Gesundheit, sondern aus purer Freude an der Bewegung betreibt, braucht sich von diesen Zahlen nicht beirren lassen. Sie kennen ja den alten Spruch: »No risk – no fun«.

*Quelle: Pollmer, U. et al.: Lexikon der Fitnessirrtümer. Piper, München 2006*

> Wann kommt die **»athletische Triade«** im Schulsport?

## Leben Sportler länger als Couch-Potatoes?

Das sagen die Sportwissenschaftler. Und sie möchten dies auch unbedingt mit Studien belegen. Vergleicht man die Lebenserwartung von Menschen, die eher bewegungsfaul sind, mit sportlichen Zeitgenossen, schneiden die sportlichen besser ab. Aber warum? Ganz einfach: in der Gruppe der Unsportlichen befinden sich die vielen Gehbehinderten, die Rheumatiker, die Sportverletzten usw. Also viele Menschen, die sich gerne bewegen würden, aber nicht mehr können. Manchmal hat man den Eindruck, die Kontrollgruppe der Unsportlichen stamme direkt aus der Intensivstation – anders lassen sich manche Statistiken nicht erklären. Kein Wunder, dass Sportler im Vergleich zu solchen Kontrollgruppen länger leben. Bereinigt man die Statistik, schmilzt die lebensverlängernde Wirkung des Sports wie Schnee in der Sonne. Gerade in der Sportmedizin gilt die bewährte Regel: Man glaube nur der Statistik, die man selbst gefälscht hat.
*Quelle: Pollmer, U. et al.: Lexikon der Fitnessirrtümer. Piper, München 2006*
> Wie wird in Ernährungsstudien der Fleischverzehr ermittelt?

S

## Wie sieht eine vernünftige Sportlerernährung aus?

Ein namhafter Trainer im Kraftsport, der zahllose Europa- und Weltmeister zum Titel geführt hat, schrieb mir [dem Autor] vor einiger Zeit seine diesbezüglichen Erfahrungen: »Erfolgreich war, die normale, über Jahre gewohnte Kost nicht zu ändern. Unter normaler Kost verstehe ich alles, was einem schmeckt und das man nach Verlangen zu sich nimmt: Fleisch, Fette, Kohlenhydrate wie in Kartoffeln und Reis, Obst, Gemüse [...] Jeder Eingriff in das gewohnte normale Ernährungsmuster war ein Minus an Leistung.« Das hat gerade auf eindrucksvolle Weise der Kugelstoßer Ralf Bartels bewiesen, der bei der Leichtathletik-WM in Berlin 2009 überraschend aufs Siegerpodest kam. Sein Trainer hatte ihn wegen seines Übergewichts – der topfitte Mann wog zu dem Zeitpunkt 139 Kilogramm bei einer Größe von 1,86 Metern und hatte demnach einen pathologischen BMI von über 40 – auf Diät setzen wollen. Bartels widersetzte sich – und gewann die Bronzemedaille.
*Quelle: Fischer, C.: Kugelstoßen: Bronze trotz Übergewicht. Westdeutsche Zeitung vom 16.8.09*
> Wie lautet der wichtigste Tipp für eine gesunde Ernährung?

S

## Soll man **Sportmuffel** zu ihrem Glück zwingen?

Fachleute fordern, man solle alle, die keine Lust zum Sporteln haben, aus »gesundheitlichen Gründen« nötigen, endlich »den Hintern hochzukriegen«. Gönnen wir ihnen doch den Spaß - nach dem Motto: Der Appetit kommt beim Essen. Aber Vorsicht: Wer Freude an Mathe hat, genießt die innere Befriedigung, wenn er der Lösung auf der Spur ist. Wie glücklich werden Sportler, wenn wir sie in ihrer Freizeit mit Mathe quälen und den Mathematiker zum Joggen zwingen? Auch wenn eins so wichtig sein mag wie das andere, so wird der eine erfahrungsgemäß davon nicht schlauer, der andere nicht sportlicher. Aber beide sind gefrustet.

Wer dem Sport den Spaß, die reine Freude an der Bewegung nimmt, weil er ihn mit »Gesundheit« überfrachtet, bringt den Sportler um den Gewinn. Denn auch der Sportler sollte aufhören, wenn er die Lust verliert. Damit schützt sich der Körper vor Verschleißschäden. Zudem sind mit Sport auch Risiken verbunden. Der Fußballer nimmt Prellungen in Kauf, weil ihm der Gewinn an Lebensfreude wichtiger ist. Der Läufer kennt die vielen schmerzhaften Gelenk- und Knochenschäden, die nach einer längeren Läuferkarriere unvermeidlich sind. Der Drachenflieger genießt das Gefühl des Schwebens über der Welt, wohl wissend, dass der eine oder andere Sportsfreund zu schnell wieder auf dem Boden der Tatsachen aufschlug. Dies ist jedermanns freie und von anderen zu respektierende Entscheidung. Genauso respektabel ist es, in seiner Freizeit frivole Limericks zu dichten oder in der Hängematte vom Wolkenkuckucksheim zu träumen.

> Früher war unsere Tochter als Erste munter. Als Teenager ist sie ein Morgenmuffel. Woran liegt das?

## Was sind **Stangeneier**?

Mitnichten eine Errungenschaft der Gentechnik, die Hühner dazu bringt, Eier wie aus der Strangpresse zu fabrizieren. Stangeneier, auch Eierrollen genannt, sind das Ei des Kolumbus für Restaurant, Snack-Betrieb und Kantine. Zur Herstellung werden in der einfachsten Version Eigelb und Eiweiß getrennt und das Eiweiß in einen Schlauch gegeben. Innen befindet sich ein Stab, der Platz fürs Eigelb hält. Das Eiweiß wird etwas erhitzt, damit es sich verfestigt; dann wird eine Eigelbmixtur eingefüllt und das Ganze wird ausgehärtet. So ergeben sich etwa 40 Mittelscheiben eines normalen Eis. Tiefgefroren hält sich die Masse ein Jahr lang. Der eigentliche Kunstgriff bei der Sache ist die Zugabe spezieller Zusatzstoffe zur Erhöhung der Gefrier-Tau-Stabilität – sonst schmeckt das aufgetaute Ei einfach nur widerlich und kaut sich wie ein Stück Hartgummi. Wenn Sie sich schon einmal gewundert haben, warum es auf den so hübsch mit Eierscheiben dekorierten Partyplatten oder beim Hering in Gelee keine Endstücke mehr gibt – hier haben Sie die Lösung.

> Ist die Sauce Hollandaise Zeichen einer gehobenen Küche?

## Sollten stillende Mütter Sport treiben, um rasch wieder »in Form« zu kommen?

Wenn frischgebackene Mütter Spaß an der Bewegung haben, ist ein Spaziergang mit ihrem Sprössling eine gute Idee – ob Sport angesagt ist, ist eher Geschmackssache. Wundern Sie sich bitte nicht, wenn Ihr Baby nach einem Workout die Brust verweigert. Denn körperliches Training führt zur Bildung von Milchsäure: Der Lactatgehalt der Milch steigt. Einfach ausgedrückt: Ein Workout führt dazu, dass Ihre Milch sauer wird. So etwas finden auch Säuglinge einfach nur zum Speien.

*Quelle: Wallace, J. P. et al.: Lactate concentrations in breast milk following maximal exercise and a typical workout. Journal of Women's Health 1994; 3: 91-96*

> Was sind Turbokühe?

## Warum sind Stöckelschuhe für Frauen vorteilhaft?

Jeder weiß: Schickes, aber unpraktisches Schuhwerk macht die Füße kaputt. Wozu die Frage? Nun, das Terrain der Gesundheit steckt voller Tücke und heiterer Überraschungen.

Die italienische Urologin Maria Angela Cerruto, bekennende Liebhaberin von High Heels, hatte das ständige Gesundheitsgenörgele an ihrem Schuhwerk satt und entschloss sich, der Sache auf den Grund zu gehen. Am Beckenboden wurde sie fündig: Hohe Absätze stärken die Beckenbodenmuskulatur. Und genau das beugt später der lästigen Inkontinenz vor. Somit können sich die Frauen frei entscheiden, was ihnen lieber ist: ein krummer Zeh oder ein Auslaufmodell, vulgo Dribbelminna.

*Quelle: Cerruto, M. A. et al.: Women pay attention to shoe heels: besides causing schizophrenia they might affect your pelvic floor muscle activity! European Urology 2008; 53: 1094-1095*

> Macht knappe Bekleidung schlank?

## Wer hat eigentlich den Stress erfunden?

Dieser Begriff wurde 1936 in einem nur einseitigen Artikel von dem ungarischen Mediziner Hans Selye eingeführt und definiert; 14 Jahre später veröffentlichte er dann ein 1000-seitiges Buch über dieses Phänomen, das ihn zum »Vater der Stressforschung« machen sollte. Für Selye war Stress jede Art von körperlicher Krise, jeder Mangel und jede Schädigung, ganz gleich, ob ausgelöst durch Hunger, zu wenig Schlaf, Verletzung bzw. Überanstrengung der Muskulatur oder psychische Belastungen.

S

Wie Selye an seinen Ratten zeigte, führten derartige anhaltende Stressfaktoren nach ein bis drei Monaten zu einer Vergrößerung der Nebennieren, während Milz, Thymus und andere Lymphgewebe, die eine Rolle im Immunsystem spielen, schrumpften. Im Endstadium starben seine Tiere an einem Multiorganversagen.

Heute würden wir sagen: Chronischer Stress ist alles, was die Homöostase dauerhaft stört, also die Gesamtheit der Regelvorgänge im Körper, die für ein konstantes inneres Milieu sorgen.

*Quelle: Selye, H.: A syndrome produced by diverse nocuous agents. Nature 1936; 138: 32*

> Kann Sex das Leben verkürzen?

## Was hilft bei Stress?

Bei den meisten Menschen wirkt eine Tasse Kaffee Wunder. Sie brauchen ihr Tässchen, um zur Ruhe zu kommen, um sich zu erden, um sich wieder als Mensch zu fühlen. Das ist vermutlich auch der Grund, warum passionierte Kaffeetrinker eine höhere Lebenserwartung haben als Personen, die dem schwarzen Getränk abhold sind oder nur sparsam konsumieren. Kaffee senkt –

ähnlich wie andere Genussmittel ebenfalls – den Cortisolspiegel. Vermutlich deswegen ist vor allem Altersdiabetes bei Kaffeetrinkern, aber auch bei Bier- oder Weinkonsumenten, seltener. Und wie steht es mit dem hochgelobten Tee? Hier sprechen die Resultate aus Japan für eine Wirkung, die dem Kaffee vergleichbar ist – allein in Europa und Nordamerika ließen sich diese Ergebnisse nicht reproduzieren. Vielleicht liegt es doch an der japanischen Teezeremonie, die dem Getränk ganz andere Effekte verleiht als ein deutscher Teebeutel.

> Was hilft bei aufgestautem Ärger?

## Wie wurde Salz zum Suchtgift?

Das verdanken wir dem Schweizer Maximilian Bircher-Benner. Als er und seine Kollegen seinen Patienten eine kochsalzfreie Kost abforderten, »mussten sie erfahren, wie stark der Mensch am Salz hängt«. Es sei »schwerer, das Salz aufzugeben, als den Tabak« – eine Beobachtung, die den Kettenraucher Bircher-Benner stark beeindruckt haben muss. Nun weiß der Christenmensch, dass jegliche Versuchung des Teufels ist; Tabak ist ein Suchtgift, wie furchtbar musste dann erst das Salz die Gesundheit ruinieren? Als Beweis führt er die Eskimos an, die kein Salz brauchen. Für einen Schweizer Ernährungsmediziner ist es verzeihlich, wenn er nicht weiß, dass die Eskimo sich vorzugsweise aus dem Meer ernähren, das nun einmal zu 100 Prozent aus Salzwasser besteht. Auch die Tiere, die sie verspeisen, enthalten deshalb ausreichend Natriumchlorid. Probleme mit der salzarmen Kost bekommt man vor allem bei pflanzlichen Nahrungsmitteln: Ohne Kochsalz gibt es keinen Vegetarismus, weil dieser zu einem Überschuss an Kalium führt, dem Gegenspieler von Natrium. Aufgrund der enormen gesundheitlichen Bedeutung gab und gibt es auf der ganzen Welt bis in die abgelegensten Orte einen Salzhandel. Und auch das Vieh auf der Weide wächst schneller und ist vitaler, wenn es Salzlecksteine bekommt.

*Quelle: Bircher-Benner, M.: Ernährungskrankheiten. Zweiter Teil. Wendepunkt-Verlag, Zürich 1931*

> Ist Meersalz besser als Kochsalz?

## Ist Kräutertee gesünder als schwarzer Tee?

Wer schwarzen Tee mag, sollte sich von den Gesundheitsaposteln nicht beirren lassen. Kräutertees sind viel problematischer, abgesehen von Fenchel und Pfefferminze. Viele Kräuter werden ja auch als »Heilpflanzen« bezeichnet – für den Fachmann ein freundlicher Hinweis auf Nebenwirkungen. Es mangelt in der Fachpresse daher auch nicht an Berichten über Leberschäden durch Kräutertees aller Art, vor allem bei Kindern – ganz im Gegensatz zu schwarzem oder grünem Tee.

## Wie wirksam verhindert Aufklärung Teenagerschwangerschaften?

1996 rief US-Präsident George Bush zum Kampf gegen Teenagerschwangerschaften – also gegen Schwangerschaften der 13- bis 19-Jährigen – auf. Mit gewohnter Tatkraft leitete er ein Verhütungsprogramm gegen voreheliche Liebesspiele in die Wege, das »sexuelle Enthaltsamkeit und gesundes Teenagerverhalten« fördern sollte. Die Lehrpläne ließen es an nichts mangeln, was zur sittlichen Erbauung junger Amerikanerinnen taugen sollte, etwa eine »effektive Kommunikation, um ihre Entscheidung zu unterstützen, keinen vorehelichen Sex zu haben, einschließlich Einübung der richtigen Stimmfärbung, Mimik und Körpersprache«. Eine weitere Unterrichtseinheit befasste sich »mit den Gründen, warum Teenager sexuell aktiv werden und warum sie warten sollten, sowie mit alternativen Wegen, ihre Bedürfnisse zu befriedigen«. Vielleicht wurden im Kurs ja Äpfel verteilt ... Das Ergebnis war desillusionierend: Die jungen Frauen verhielten sich nach den Enthaltsamkeitskursen nicht anders als die, die währenddessen lieber mit ihren Lovern poussiert hatten. Die Presse spottete denn auch, unter den Teilnehmerinnen sei es erst recht zu ungewollten Schwangerschaften gekommen. Offizielle Stellen können nicht einmal das Gegenteil beweisen, denn der Schlussreport enthält zwar intime Details über das Liebesleben von Teenies, die vielleicht Spinner und Spanner interessieren, aber keine Daten zu den Schwangerschaften.
*Quelle: Trenholm, C. et al.: Impacts of four title V, section 510 abstinence education programs. Mathematica Policy Research April 2007, Final Report, Reference Nr: 8549-510*

> Gefährdet Lesen die Gesundheit?

## Wieso kommt es zu Teenagerschwangerschaften?

Dumme Frage, weil die Äpfel eben doch nicht schmeckten. Eine britische Erhebung bestätigt, was jeder in der Szene weiß, aber niemand sagen darf: Die meisten Teenager entscheiden sich bewusst für eine Schwangerschaft. Denn die Mutterschaft bietet ihnen mehr soziale Sicherheit als die Unsicherheit eines Jobs, der noch dazu fremdbestimmt ist. Je niedriger das zu erwartende Einkommen, desto lieber lassen sich junge Britinnen schwängern. Nur eine kleine Gruppe bedauerte im Nachhinein ihre Entscheidung. Die überwiegende Mehrheit fühlte sich als Mutter glücklicher und betonte, ihre Kinder seien für sie der wichtigste Grund, sich von destruktiven Dingen wie Drogen fernzuhalten. Da unsere Sozial- und Gesundheitsexperten Teenagerschwangerschaften jedoch strikt ablehnen, halten es die jungen Mütter zu Recht für klüger, bei Befragungen mangelhafte Kenntnisse im Umgang mit Kondomen zu beklagen, statt ein Absetzen der Pille zuzugeben. Diese jungen Frauen leiden nicht unter ihren Kindern, sondern unter der Überheblichkeit von ExpertInnen, die ihnen ihre Lebensplanung vorschreiben wollen.
*Quelle: Coleman, L., Cater, S.: Poverty, disadvantage and intentional teenage pregnancy. Trust for the Study of Adolescence, Brighton 2006*
> Schützen Sportvereine unsere Jugend vor Drogen?

T

## Wie hängen die Lebenserwartung von Männern und Testosteron zusammen?

Bekanntlich ist die Sterblichkeit von Jungen im Kleinkindesalter größer als die von Mädchen, denn Jungen sind anfälliger für Infektionskrankheiten. Doch im Lauf der Zeit kommen noch andere Faktoren hinzu: Junge Männer sind deutlich risikobereiter als gleichaltrige Frauen. So wurden beispielsweise 1994 in Deutschland im Straßenverkehr fast dreimal so viele Männer wie Frauen getötet. Außerdem sind Männer wesentlich häufiger an Gewalttaten beteiligt - sei es als Täter oder als Opfer - als Frauen. Die erhöhte Risikobereitschaft geht zweifellos mit einem erhöhten Testosteronspiegel einher, ebenso eine höhere Infektanfälligkeit.
*Quelle: Klotz et al.: Der frühe Tod des starken Geschlechts. Deutsches Ärzteblatt 1998; 95: 460-464*
> Wie kriege ich meinen Mann endlich dazu abzuspecken?

## Warum protestieren Tierschützer gegen die Kleingruppenhaltung von Hühnern?

Es geht ihnen ums Prinzip. Sie lehnen jeden Käfig rundweg ab. Der Deutsche Tierschutzbund beanstandet das Federpicken in der Kleingruppe, bei dem sich Hennen gegenseitig blutig picken und tothacken. Diese Argumentation ist ziemlich absurd, weil der sogenannte Kannibalismus vor allem bei der hochgelobten Boden- und Freilandhaltung ein enormes Problem darstellt – nicht aber bei der Kleingruppenhaltung. In Herden mit Tausenden von Tieren können die Hennen keine Hackordnung ausbilden, das sorgt für Angst und Dauerstress. Das wiederum macht sie aggressiv, und sie attackieren ihre Artgenossinnen. Die Tierverluste sind in der Freilandhaltung mit Abstand am höchsten. Insofern sorgt diese von den Tierschützern favorisierte Form der Haltung für einen frühen und grausigen Tod der Hennen.
*Quelle: Deutscher Tierschutzbund: Stichwort »Kleingruppenhaltung« - auch »Kleinvoliere« oder »ausgestalteter Käfig« genannt. Hintergrundpapier, Stand April 2006*

> Haben Turbokühe auch einen »Pferdefuß«?

T

## Sind gute Tischmanieren wirklich wichtig?

Sogar überlebenswichtig. Die Unsitte des Spuckens bei Tisch trug Jahrhunderte lang stark zur Verbreitung der Tuberkulose bei. So fordert denn auch die *Tischzucht*, eine Art mittelalterlicher Knigge: »Spucke nicht auf den Tisch, sondern unter den Tisch«, und: »Spucke nicht in das Becken, wenn du dir die Hände wäschst«. Eine andere Benimmregel bei Tisch lautete: »Wenn du dich schnäuzt, dreh dich um, damit nichts auf den Tisch fällt.« Auch das Benutzen einer Gabel anstelle der Finger, das Katharina von Medici in Frankreich populär machte, war ein zivilisatorischer Fortschritt ersten Ranges. Darüber hinaus soll sie ihren Gästen strikt untersagt haben, sich in den Ecken des Speisesaals zu erleichtern, was der Speisekultur ebenfalls außerordentlich förderlich war.
Tischmanieren sind nicht nur eine Frage des respektvollen Umgangs miteinander, sondern sie tragen auch maßgeblich zur Hygiene bei.
*Quelle: Winkle, S.: Geißeln der Menschheit. Artemis & Winkler, Düsseldorf 1997*

> Warum hat das Silberbesteck bei einer Tafel einen so hohen Stellenwert?

## Wie gesund ist Tofu?

In Asien wurde Tofu nicht von der Allgemeinbevölkerung, sondern vor allem von Mönchen genossen. Schließlich enthält die Sojabohne jede Menge weiblicher Sexualhormone. Das dämpfte die sexuelle Begierde der Herrschaften ein wenig. Über die Wirkungen auf Männer, die dem Klosterleben abhold sind, ist immerhin durch aufwendige Studien belegt, dass regelmäßiger Konsum von Tofu bei älteren Herrschaften zu Hirnschwund und Demenz führt.
*Quellen: White, L. R. et al.: Brain aging and midlife tofu consumption. Journal of the American College of Nutrition 2000; 19: 242-255; Hogervorst, E. et al.: High tofu intake is associated with worse memory in elderly Indonesian men and women. Dementia and Geriatric Cognitive Disorders 2008; 26: 50-57*
> Macht Cholesterin schlau?

## Wie wurde die traditionelle chinesische Medizin (TCM) im Westen populär?

Durch die Chinareise von US-Präsident Richard Nixon im Jahr 1972. Seiner Delegation wurde eine getürkte Akupunktur-Show vorgeführt. Die amerikanischen Journalisten waren begeistert. Sie wussten nicht, dass die ausgesuchten und eingeschüchterten Patienten vorher Schmerzmittel bekommen hatten. Die Sprachbarriere tat ihr Übriges. Es dauerte nicht lange und westliche Mediziner erkannten das kommerzielle Potenzial. Viele hofften wohl auch auf eine weniger schädliche, aber dennoch wirksame Therapie. Über die Akupunktur entwickelte sich ein zunehmendes Interesse auch an anderen Therapieformen wie der Moxibustion, also der Behandlung von Akupunkturpunkten mit brennendem Beifuß.
> Ist Ayurveda heilsamer als unsere Schulmedizin?

## Erleidet jeder, der Schlimmes erlebt, ein Trauma?

Kommt darauf an, ob Sie sofort danach psychologisch betreut werden oder nicht - wenn ja, haben Sie schlechte Karten. »Bei jeder Katastrophe sind heute Opfer wie Helfer den öffentlichkeitswirksamen oder verstehenswütigen Psychoattacken fast zwangsweise, weil wehrlos ausgeliefert«, empört sich

Professor Klaus Dörner, ehemaliger Leiter der Westfälischen Klinik für Psychiatrie. Eine solche »Zwangstherapie« mussten beispielsweise die Opfer der Tsunami-Katastrophe 2004 auf dem Münchner Flughafen über sich ergehen lassen. Menschen zwingen, in der Gruppe über etwas zu reden, über das sie nicht reden wollen - das kann nur negative Folgen haben.
Oder es werden selbst gar nicht direkt Betroffene therapiert - so beispielsweise geschehen in einer Schulklasse in Niedersachsen nach dem Unfalltod eines Schülers, der von einigen Klassenkameraden beobachtet wurde. Alle Kinder der Klasse wurden gezwungen, sich mit dem schrecklichen Geschehen auseinanderzusetzen, ob sie wollten oder nicht. Kein Wunder, wenn so manch ein Kind dadurch erst traumatisiert wird.
Eine Schülerin beklagte sich nach dem Erfurter Amoklauf bitter über die Scharen von Zwangshelfern und erklärte, das Schlimmste seien die Psychologen gewesen. Sie hätten mit aller Macht und sämtlichen Tricks versucht, das Alleinsein oder das Zusammensein mit Freunden und Angehörigen zu verhindern. Die meisten Menschen kommen nämlich, wenn man sie nur ihren eigenen Gefühlen folgen lässt, mit schlimmen Ereignissen erstaunlich gut zurecht. Und das ist etwas, über das wir uns freuen sollten.

T

*Quellen: Dörner, K.: In der Fortschrittsfalle. Deutsches Ärzteblatt 2002; 99: A2462-A2466; McNally, R.: Psychological debriefing does not prevent posttraumatic stress disorder. Psychiatric Times 2004; 21: H.4*

> Wie kommen wir nach **Schicksalsschlägen** wieder auf die Beine?

## Angeblich wurde unser Trinkwasser schon mehrfach getrunken. Stimmt das?

Natürlich pinkeln wir ins Klo, und von da geht's in die Kanalisation, dann in den Vorfluter und schließlich z. B. in den Rhein. Daraus wird dann wieder Trinkwasser gewonnen. Aber das Rheinwasser besteht nicht ausschließlich aus multinationalem Urin, sondern enthält reichlich Regenwasser sowie Wasser, das bereits von Industrie und Haushalt genutzt wurde. Von dort gelangt es zusammen mit dem Abwasser von Mensch und Tier - ja, auch Haselmäuse müssen mal - ins Meer. Eines schönen Tages verdunstet es wieder und regnet über uns ab. Wer sich dann bei einer Wanderung am Bergbach erfrischt, genießt wahrscheinlich auch ein paar Moleküle aus dem Urin eines Stinktiers.

> Warum gehen meine Kinder so ungern zum **Schwimmen** ins Hallenbad?

## Was sind Turbokühe?

Eine Rinderrasse namens Holstein-Frisian, kurz HF genannt. Wir verdanken sie amerikanischen Züchtern, die sie aus unserer Schwarzbunten von der Nordseeküste züchteten. Die Milchleistung dieser Rinder ist enorm. Während eine Kuh 1955 noch 4000 Liter Milch im Jahr gab, sind es bei den HF-Kühen heute bis zu 15 000 Liter. Im Laufe eines Lebens liefern sie 100 000 Liter und mehr - das sind mehr als drei Sattelzüge Milch. Diese unglaublichen Milchmengen weckten weltweites Interesse an der Spezialkuh. Da der Lebendtransport ziemlich teuer ist, wird das Sperma der Bullen tiefgefroren und in alle Welt verschickt. Auf diese Weise erreicht der züchterische Fortschritt auch die entlegensten Dörfer.
*Quelle: Weitzel, S.: Ausgemolken: Die Turbokuh. EU.L.E.n-Spiegel - Wissenschaftlicher Informationsdienst des Europäischen Institutes für Lebensmittel- und Ernährungswissenschaften e. V. 2009; H.2: 1-2*
> Welche Milch wird neben Kuhmilch noch getrunken?

T

## Haben Turbokühe auch einen »Pferdefuß«?

Turbokühe liefern zwar mehr Milch, sind aber anfälliger als andere Rinder und stellen hohe Anforderungen an Haltung, Fütterung und Pflege. Weil man zugleich bei den Maschinen sparen wollte, wurden die HF-Kühe auf leichte Melkbarkeit gezüchtet, damit die Milch schnell in den Tank rauscht. Doch wo die Milch so locker herausläuft, können ebenso leicht Krankheitskeime ins Euter gelangen. Die Folge sind Euterentzündungen. Deshalb kommen viele Tiere schon nach der ersten oder zweiten Laktation zum Schlachter. Insofern wären viele Betriebe mit robusteren Rindern besser beraten.
> Warum lehnen Hygieniker die Freilandhaltung von Hühnern ab?

## Was ist das beste Mittel gegen Übergewicht bei Kindern?

Eine Umgebung, in der Kinder sich geborgen fühlen. Was Diäten, Ernährungsumstellung, Sportangebote und Computerverbot nachweislich nicht schaffen, schafft ein harmonisches Elternhaus. »Drei Viertel der Kinder mit krankhaftem Übergewicht«, so der deutsche Kinderarzt Thomas Reinehr auf dem Europäischen Kongress für evidenzbasierte Prävention 2009, »stammen aus Scheidungsfamilien.« Nicht die Schokolade, sondern der Kummer, das Cortisol, sorgt dafür, dass die Kinder statt in die Höhe in die Breite gehen. Kinder brauchen Mütter, die unbefangen essen und nicht Butter, sondern Diäten meiden. Kinder brauchen Väter, die sich schützend vor sie stellen, wenn sie wieder einmal irgendwo mit »gesunder Ernährung« drangsaliert werden.

> Warum hat Cortison so einen schlechten Ruf?

U

## Welche Rolle spielt das Immunsystem bei Unfruchtbarkeit?

Es gibt Paare, die auch nach mehrmaliger und erfolgreicher künstlicher Befruchtung keinen Nachwuchs bekommen. Es zeigt sich in diesen Fällen häufig, dass beide Partner ein sehr ähnliches Immunsystem aufweisen. Offenbar merkt der Körper der Frau, dass das Kind mit dieser Genausstattung im Kampf gegen Krankheiten und Parasiten schlechte Karten hätte, und stößt die Embryonen ab. Denn um ein Kind zu zeugen, reicht es nicht, eine Eizelle zu befruchten, sie muss auch die sogenannte mütterliche Selektion überleben. Nicht einwandfreie Embryonen mustert die Gebärmutter regelrecht aus. Deshalb sind »Vernunftehen« biologisch nicht gerade die erste Wahl. Auch bei Paaren, die häufige Fehlgeburten zu beklagen hatten, fand man überdurchschnittlich oft weitreichende Übereinstimmungen im Immunsystem. Bekommt ein solches Paar ein gesundes, normal ausgetragenes Baby, so ist es nicht selten untergewichtig.

*Quelle: Pollmer, U. et al.: Liebe geht durch die Nase. Kiepenheuer & Witsch, Köln 2002*

> Wieso kommt es zu Teenagerschwangerschaften?

## Warum ist Bio nichts für Vegetarier?

Bei Vegetariern geht Tierliebe nicht durch den Magen. Sie lehnen das Schlachten ab, und sie wollen verhindern, dass Äcker nur dazu genutzt werden, um Futter für das liebe Vieh anzubauen. Dummerweise spielen tierische Produkte im Bioanbau eine zentrale Rolle. Denn die ökologische Kreislaufwirtschaft erfordert natürlichen, also tierischen Dünger. Ohne Tierhaltung keine Bodenfruchtbarkeit. Das Nutzvieh ist umso wichtiger, als der Kunde, der Biobrot oder Ökokartoffeln kauft, seine Fäkalien der Kläranlage anvertraut und nicht mehr zum Landwirt zurückbringt. So entsteht eine Lücke im Kreislauf der Nährstoffe. Finden die Biobauern keine Abnehmer für Wurst, Schinken und Speck - Beiprodukte der Düngerlieferanten -, bedeutet das eigentlich das Ende dieser Wirtschaftsweise.

Inzwischen bewirken Absatzprobleme beim Fleisch, dass die Biobauern versuchen, ihren Bedarf an Dünger auch ohne eigene Haltung von Nutzvieh zu lösen. Deshalb importiert die Bioszene Dünger - z. B. Guano, also Vogelkot - aus Südamerika und spekuliert inzwischen auf Futter aus China. Sozusagen eine globale Kreislaufwirtschaft.

> Warum essen englische Vegetarier trotzdem Aas?

V

## Gefährden Diäten die Verkehrssicherheit?

Allemal. Während Männer eher durch Alkohol gefährdet sind, ist es bei Frauen die Diät. Hungernde reagieren wesentlich gereizter als normal, vor allem dann, wenn sie gerade »Fett sparen«. Zugleich leiden durch die Unterzuckerung die intellektuellen Fähigkeiten, Aufmerksamkeit sowie auch Reaktionszeiten. Insofern ist Diät am Steuer so riskant wie Trunkenheit am Lenker. Überlegen Sie, bevor Sie bei anderen mitfahren oder ihnen Ihre Kinder anvertrauen, nicht nur, ob Alkohol im Spiel ist. Fragen Sie ruhig auch mal nach Diäten.

*Quellen: Kretsch, M. J. et al.: Cognitive function, iron status, and hemoglobin concentration in obese dieting women. European Journal of Clinical Nutrition 1998; 52: 512-518; Green, M. W., Rogers, P. J.: Impairment in working memory associated with spontaneous dieting behaviour. Psychological Medicine 1998; 28: 1063-1070*

> Welches Brainfood ist das beste?

## Warum verliebe ich mich immer in den Falschen?

Weil wir unsere Partner mit der Nase wählen und noch dazu, ohne dass uns dies bewusst würde. In unserer Nase befindet sich neben der Riechschleimhaut noch ein zweites Sinnesorgan, das VNO (Vomeronasalorgan). Über das VNO können wir unbewusst riechen, ob der andere als Fortpflanzungspartner taugt. Denn der Natur liegen gesunde und fitte Nachkommen am Herzen. Gesund ist der Nachwuchs vor allem dann, wenn das Erbgut der Eltern zueinander passt. Das ist dann der Fall, wenn sich die Immunsysteme der beiden optimal ergänzen. Um den Partner mit dem passenden Immunsystem zu finden, verlässt sich die Biologie nicht auf Kontaktanzeigen, sondern auf Stoffe, an denen das VNO den »Richtigen« erkennt. Denn die Gene, die für das Immunsystem verantwortlich sind, bestimmen auch unsere Körperausdünstungen.

Dazu gehören nicht nur die Stoffe, die wir im Schweiß des anderen riechen, sondern viele Substanzen, die nur das VNO registriert. Einige davon werden erst wahrgenommen, wenn wir dem anderen Menschen recht nahe gekommen sind. Wenn sie zu unserem Körper passen, können wir uns unsterblich verlieben. Bewerber, die so ähnlich riechen wie wir, fallen bei der Auswahl in der Regel durch und mögen sie noch so gut aussehen. Sexuelle Anziehung interessiert sich einen feuchten Kehricht dafür, ob der Partner einen anständigen Charakter oder Kohle wie Heu hat oder nur ein gewöhnlicher Stinkstiefel ist.

> Welche Rolle spielt das Immunsystem bei Unfruchtbarkeit?

## Wofür braucht die Gärtnerin Viagra?

Nicht für den Gärtner, sondern fürs Gemüse. Viagra ist nämlich ein bewährtes Frischhaltemittel und hält die Gurken wie den Spargel stramm! Ebenso Obst und Schnittblumen. Für eine breite Anwendung ist sein Preis derzeit noch zu hoch, aber der Stoff bleibt für den internationalen Fruchthandel von großem Interesse. Auch andere eher unerwartete Substanzen aus der Sexualmedizin, etwa das Hormon Oxytocin, haben sich in der Hand des Gärtners bewährt: Eigentlich wird es beim Orgasmus freigesetzt, doch liebevolle Erzeuger von Cucurbitaceen injizieren Oxytocin in kleiner Menge in ihre Früchte, und alsbald schwellen ihre Melonen und Kürbisse. Sollte Ihnen das

den Appetit verschlagen, dann greifen Sie schnell zu Pflaumen. Die enthalten – in diesem Falle von Natur aus – das Hormon Ghrelin in »signifikanten Mengen«, wie türkische Forscher ermittelten. Ghrelin stimuliert bei Ratten, Schweinen und Menschen den Appetit.
*Quellen: Siegel-Itzkovich, J.: Viagra makes flowers stand up straight. British Medical Journal 1999; 319: 274; Anfrage im indischen Unterhaus (Lok Sabha) vom 14.7.09 zur Verwendung von Oxytocin; Aydin, S. et al.: Ghrelin in plants: what is the function of an appetite hormone in plants? Peptides 2006; 27: 1957-1602*
> Was verleiht mehr Sexappeal – Obst, Gemüse oder Fisch?

## Welches Vitamin schützt vor Erkältungen?

V

Vitamin $H_W$. Das kennen Sie nicht? Sie haben eher an Vitamin C gedacht? Leider ist ein Nutzen von Vitaminpräparaten auf das Infektionsgeschehen bis heute nicht bewiesen – und das trotz intensiver Untersuchungen, die diesen Markt beflügeln sollten. Das populäre Vitamin C gehört ebenso zu den Gesundheitsmärchen wie »viel Obst und Gemüse«. Diese Erkenntnis macht sich allmählich auch im Mainstream des Gesundheitsbusiness breit. So hat das Institut für Qualität und Wirtschaftlichkeit im Gesundheitswesen gerade eine Empfehlung zur Vorbeugung vor Erkältungen herausgegeben. Darin lesen wir: »Vitamin C kann Ansteckung nicht verhindern – Nutzen von Nahrungsergänzungsmitteln wird häufig überschätzt.« Das Fazit der Autoren lautet: »Händewaschen schützt mehr als Vitamine.« Wenn's schon ein Vitamin sein muss, dann also bitte »$H_w$« wie Händewaschen.
Es gibt jedoch tatsächlich einen Zusammenhang zwischen Vitaminen und Infektionen, aber der ist anders als gedacht. Einige Vitamine sind nämlich für gewisse Krankheitserreger wichtiger als für den Menschen, so Folsäure oder Vitamin $B_2$. Aus diesem Grunde findet man in jenen Teilen der Welt, wo Menschen unter unhygienischen Bedingungen leben, niedrige Vitaminspiegel. Das ist dort eine Art Lebensversicherung. Niedrige Vitaminspiegel können durchaus Zeichen eines Mangels sein, oftmals haben sie aber eine wichtigere Funktion: Den Menschen vor Infekten zu schützen.
*Quelle: IQWiG: Erkältungen vorbeugen: Händewaschen schützt mehr als Vitamine. Pressemitteilung vom 8.10.08*
> Wie gefährlich ist die Schweinegrippe?

## Wie wichtig ist das elterliche Vorbild für die Ernährung des Kindes?

Wäre der Einfluss des elterlichen Vorbilds auf das, was Kinder essen, groß, dann würden die Töchter die Leibgerichte ihrer Mütter lieben und die Söhne dem Vater die Lieblingsspeise bei Tisch streitig machen. Genau das ist, wie Studien gezeigt haben, so nicht der Fall. Die Kinder übernehmen meistenteils gerade nicht die Leibspeisen ihrer Eltern, auch wenn sie Mutters Küche lieben und oft aus diesem Sortiment ihre Leibspeise erwählt haben. Trotz der engen biologischen Verwandtschaft hat jedes Kind sein eigenes Geschmacksempfinden und verstoffwechselt seine Nahrung anders. Und Brokkoliauflauf, Kürbissuppe oder Kohleintopf bekommt nun einmal nicht jedem. Da ist mit Vorbild nix zu machen.

Gegenstand der Pädagogik kann nicht die Erziehung von Magen, Leber und Darm sein. Wie wär's, sich stattdessen den Tischmanieren zuzuwenden? Die sind tatsächlich Erziehungssache: Ob Händewaschen vor dem Essen, die Handhabung von Messer und Gabel, das Sitzenbleiben, bis die Tafel aufgehoben wird - hier haben Erziehung und damit auch das Vorbild ihren festen Platz. Und natürlich entscheiden die Eltern auch, was auf den Tisch kommt. Aber sie entscheiden nicht, was ihren Kindern zu schmecken hat und was nicht.

*Quelle: Borah-Giddens, J., Falciglia, G. A.: A meta-analysis of the relationship in food preferences between parents and children. Journal of Nutrition Education 1993; 25: 102-107*

> Sind gute Tischmanieren wirklich wichtig?

V

## Was bringt mir der Gang zur Vorsorge?

»Wer zur Früherkennung geht, lebt länger« behaupten die Kampagnen, die für Krebs-Screenings aller Art werben. Davon kann aber keine Rede sein. Soweit belastbare Daten vorliegen, sieht es sogar so aus, als lebten Menschen, die nicht zur Vorsorge gehen, im statistischen Mittel länger. Aber es ist nicht immer leicht, die vielen Kunstgriffe in den Statistiken zu durchschauen. Ein kleines Beispiel: Stellen Sie sich vor, bei einem Patienten wird mit 70 zufällig ein Tumor entdeckt. Daran verstirbt er mit 75. Wie sähe das Ergebnis mit (erfolgreicher) Früherkennung aus? Dann würde der Tumor mit etwas Glück schon mit 68 entdeckt. Falls der Patient dann ebenfalls mit 75 stirbt, hatte er im richtigen Leben zwei unbeschwerte Jahre weniger. In der Statistik aber zählt er als Erfolg. Denn Patienten, die ihre Diagnose um fünf Jahre überleben, gelten als geheilt. Auf derartige Spiegelfechtereien gründen sich die Erfolge der Vorsorge - denn je früher der Befund, desto länger leben die Menschen mit ihrer Diagnose. Aber sie leben im Schnitt keineswegs insgesamt länger.

Das Krebs-Screening wird an Menschen ohne Beschwerden durchgeführt. Daher ist die Vorsorge nur dann akzeptabel, wenn damit ein erheblicher Nutzen für den Kranken - und kein Schaden für den Gesunden entsteht. Doch auf diese Belege warten wir bis heute.

*Quelle: Threlfall, A. G., Woodman, C. B. J.: Risk of breast cancer in women who attend NHS breast screening programme: cohort study. British Medical Journal 2001; 323: 140*

> Ist die Früherkennung von Darmkrebs medizinisch ratsam?

V

## Gibt es eine Vorsorge, die nicht schadet?

Aber natürlich. Bei rund 70 Prozent aller Amerikanerinnen, denen die Gebärmutter operativ entfernt wurde, wird einer neueren Studie zufolge dennoch eine Gebärmutterhalskrebs-Vorsorge betrieben - nach Schätzung der Autoren jährlich rund 10 Millionen unnütze Tests. Sofern hygienisch und sachgerecht vorgegangen wird, sollte man meinen, dass diese Vorsorge nicht schade. Allerdings fehlen bisher Daten, denen man entnehmen könnte, bei wie vielen der untersuchten Frauen Krebs an einer nichtexistenten Gebärmutter diagnostiziert wurde. Offenbar ist diese Frage selbst den Kritikern zu heikel. Warum so etwas überhaupt geschieht, fragen Sie? Lassen Sie Ihrer Fantasie einfach freien Lauf.

*Quelle: Sirovich, B., Welch, H. G.: Cervical cancer screening among women without a cervix. JAMA 2004; 291: 2990-2993*

> An apple a day ...

## Wie lange kann der Mensch ohne Aufputschmittel **wach** bleiben?

Den Rekord hält momentan Randy Gardener, der 1965 als 17-jähriger High-School-Student elf (!) aufeinanderfolgende Tage und Nächte unter Aufsicht – und ohne anregende Medikamente – wach blieb. Mit der Zeit wurde er launisch, reizbar und motorisch ungeschickt, bekam Wahnvorstellungen, erlebte optische Halluzinationen und entwickelte einen leichten Verfolgungswahn. Zudem konnte er sich überhaupt nicht mehr konzentrieren. Anschließend schlief Randy 15 Stunden lang, und als er aufwachte, waren fast alle Symptome verschwunden – ein weiteres Beispiel für die bemerkenswerte Widerstandsfähigkeit des menschlichen Organismus.
Schlaf ist lebenswichtig; so sterben Ratten, die am Schlafen gehindert werden, nach zweieinhalb Wochen – also rascher als durch Nahrungsentzug. Und leider ist auch wahr, dass Schlafentzug zu den beliebtesten Foltermethoden weltweit gehört, weil er keine sichtbaren Male hinterlässt.
*Quelle: Linden, D.J.: The accidental mind. Belknap Press, Cambridge (Massachusetts) 2007*
> Schlafen Tiere so wie wir?

## Sind **Waldläufe** das höchste der Gefühle?

Für Zecken schon. Sie warten schließlich geduldig im Unterholz auf eine warme Mahlzeit. Immerhin überlegt sich manch ein Waldläufer, ob er zum Joggen eine FSME-Impfung braucht. Aber was ist mit den vielen anderen Krankheiten, die von Zecken übertragen werden? Immerhin ist die Borreliose (»Rheuma«) mit jährlich 20000 bis 60000 Neuerkrankungen in Deutschland wesentlich brisanter als FSME (Frühsommer-Meningoenzephalitis).
Als zwischen 1979 und 1992 in Schweden zahlreiche Elitesportler eines mysteriösen Herztodes starben, fand man bei der Obduktion Bartonellen im Herzmuskel. Jeder dritte schwedische Orientierungsläufer hat Antikörper gegen diese ebenfalls von Zecken übertragenen Bakterien im Blut; das ist fünfmal so viel wie in der übrigen Bevölkerung. Doch nicht nur in Schweden, auch in anderen Ländern führen Waldläufer die Liste derer an, die am häufigsten bei der Ausübung ihres Sports das Zeitliche segnen. Diagnose: Herztod durch »verschleppte Infektion«.

Es gibt noch mindestens zwei Dutzend weitere Erreger, die den Sportsfreund um seine Gesundheit fürchten lassen müssen: Babesien, Hepatitis-C-Viren, Arboviren usw. Wer daran erkrankt, hat zwei Probleme: Erstens die Krankheit selbst und zweitens die Therapieversuche vieler Ärzte, die nicht selten einem Stochern im Nebel gleichen. Experten beklagen denn auch, dass die zahlreichen Krankheiten, die durch Zecken und Stechmücken übertragen werden, nicht nur für unsere Allgemeinärzte ein Buch mit sieben Siegeln darstellen, sie sind »auch dem Fachpersonal nur sehr lückenhaft oder gar nicht bekannt«.

*Quellen: Wesslen, L. et al.: Subacute Bartonella infection in Swedish orienteers succumbing to sudden unexpected cardiac death or having malignant arrhythmias. Scandinavian Journal of Infectious Diseases 2001; 33: 429-438; Faulde, M., Hoffmann, G.: Vorkommen und Verhütung vektorassoziierter Erkrankungen des Menschen in Deutschland unter Berücksichtigung zoonotischer Aspekte. Bundesgesundheitsblatt, Gesundheitsforschung, Gesundheitsschutz 2001; 44: 116-136*

> Nützt Fernsehen meiner Gesundheit?

W

## Sind Warmduscher unsportlich?

Auch wenn es nicht gerade als sexy gilt, sollten kalorienbewusste Zeitgenossinnen das Warmduschen nicht unterschätzen. Diesen Tipp verdanken wir dem nimmermüden Forscherdrang von Sportwissenschaftlern. Als sie den Kalorienverbrauch von Sex auf den Prüfstand stellten, machten sie zunächst die eher banale Entdeckung, dass eine passive Duldung leider keinerlei Effekt hat. Erst ein leidenschaftlicher Akt, fachsprachlich: »vigorous effort«, so Sportpapst Professor Ralph Paffenbarger Jr., bringt nennenswerte Verbesserungen der Kalorienbilanz. Aber das - aus sportlicher Sicht - Beste kommt erst danach: Nein, nicht die Zigarette - beim anschließenden Duschen und namentlich beim Abtrocknen verbrauchen Sie dreimal so viele Kalorien wie beim »vigorous effort«. Bevor Sie also bei Gewichtsproblemen das Handtuch werfen, versuchen Sie es doch einmal mit Warmduschen ...

*Quelle: Ainsworth, B. E. et al.: Compendium of physical activities: classification of energy costs of human physical activities. Medicine and Science in Sports and Exercise 1993; 25: 71-80*

> Wie gesund ist der Büroschlaf?

## Ist die Wasserpfeife unbedenklicher als Zigaretten?

Die Wasserpfeife, auch Nargileh oder Shisha genannt, liegt im Trend. Diese Art des Tabakgenusses, die rund 400 Jahre alt ist und wohl aus dem arabisch-persischen Raum stammt, gewinnt gerade unter Jugendlichen in Deutschland zunehmend Freunde. Viele verbinden Wasserpfeifen mit einem romantischen Orientbild, wie es in Tausendundeiner Nacht beschrieben wird, greifen aber auch deshalb zum Mundstück, weil sie meinen, Wasserpfeifen seien unbedenklicher als Zigaretten.
Das ist offensichtlich nicht der Fall. Was die Schadstoffbelastung (Kohlenmonoxid, Schwermetalle, Teer und Nikotin) angeht, liegen die Werte genauso hoch oder höher als die von Zigaretten. Und wenn das Mundstück in geselliger Runde kreist, kann so mancher Erreger von Schweinegrippe bis hin zu Tuberkulose von Feuchtgebiet zu Feuchtgebiet wandern. Also zumindest ab und zu mit einem Klaren desinfizieren.
*Quelle: Knishkowy, B., Amital, Y.: Water-pipe (narghile) smoking: an emerging health risk behaviour. Pediatrics 2004; 116: e113-e119*

W

> Hat Nikotin auch gesundheitliche Vorteile?

## Ist es eine Ente, dass es neben Wein- auch Wasser-Sommeliers gibt?

Keineswegs; diese neue Spezies wurde erstmals Anfang 2000 in Manhattan gesichtet, hat inzwischen den großen Teich überquert und sich bis zu uns durchgeschlagen. So findet man beispielsweise in Berlin und Düsseldorf inzwischen Restaurants mit Wasserkarten, die eine Auswahl von mehr als drei Dutzend Posten bieten.
Und da darf's schon mal etwas teurer sein - eine schmucke Flasche Bling für mehr als 60 Euro gefällig? Wasser vom heiligen Berg Fuji in Japan und angeblich 1000 Jahre alt erscheint dagegen mit schlappen knapp 20 Euro pro Flasche geradezu ein Schnäppchen. Ganz gleich, ob Wasser aus der Tiefsee oder Geschmolzenes aus dem Ewigen Eis - der Unterschied zur heimischen Zapfstelle ist so gering, dass niemand etwas versäumt, der Billigsprudel oder Krahnenburger trinkt.

> Angeblich wurde unser Trinkwasser schon mehrfach getrunken. Stimmt das?

## Was bringt große Männer zum Weinen?

Der berühmte italienische Komponist Giacomo Rossini (1792-1868), Schöpfer des *Barbiers von Sevilla*, bekannte einmal: »Ich gebe zu, dreimal in meinem Leben geweint zu haben: Einmal, als meine erste Oper ausgepfiffen wurde, ein zweites Mal, als ich Paganini die Violine spielen hörte, und zum dritten Mal, als mir bei einer Bootsfahrt ein mit Trüffeln gefüllter Truthahn über Bord fiel.« Der große Musiker war nämlich auch ein begnadeter Koch und leidenschaftlicher Schlemmer. Nach ihm sind die *Tournedos Rossini* - Rindsfilet mit Gänseleber und Trüffeln - benannt.
> Warum gelten Pilze als schwer verdaulich?

## Früher war meine Frau so anschmiegsam, warum ist sie jetzt so widerborstig?

W

Vielleicht ist sie Mutter geworden? Nun steht die Sorge um das eigene Kind im Vordergrund. Der Körper ändert seine Geruchspräferenzen. Während er vor der Schwangerschaft einen Geruchscocktail bevorzugt, der auf ein ganz unterschiedliches Immunsystem hinweist - und diese Person als Vater wählte -, steht nach der Geburt das Kind im Vordergrund. Damit das Kind die optimale Zuneigung erhält, wird nun dessen Geruch bevorzugt - und der ähnelt stark dem der Mutter. Diese Verhaltensänderungen sind also meist nicht die Folge der Belastung, die ein Neugeborenes mit sich bringt, sondern der biologische Preis der Fortpflanzung. Damit müssen beide leben - und können es auch, wenn sie die Zusammenhänge kennen und den Paartherapeuten einen guten Mann sein lassen.
> Sind wir von Natur aus monogam?

## Können Worte töten?

Der berühmte Kardiologe und Nobelpreisträger Bernard Lown legt in seinem Buch *Die verlorene Kunst des Heilens* dar, wie wichtig die Worte des Arztes und Heilers hier und heute sind und wie verletzend, wenn nicht gar tödlich unbedachte Äußerungen sein können. Das reicht von kränkenden Formulierungen wie: »Sie sind zu fett« bis zur Tragödie. Lown schildert den Fall einer

Patientin, an deren Bett der Chefarzt dem Personal beiläufig zuwarf, es handele es sich um einen Fall von TS - gemeint war eine Trikuspidalklappenstenose, ein nicht akut bedrohliches Herzproblem. Die Frau übersetzte das TS mit »terminaler Situation« und war überzeugt, ihr Ende sei gekommen. Alle Bemühungen des Assistenzarztes, sie über ihren Irrtum aufzuklären, blieben erfolglos. Die Atmung der Patientin verschlechterte sich rapide, ihre Lunge, die Minuten zuvor noch frei gewesen war, füllte sich mit Flüssigkeit. Noch bevor der Chefarzt eintraf, war sie an einem Lungenödem verschieden.
Auch im 21. Jahrhundert hat das Wort nichts von seiner Macht auf Körper und Geist verloren - weder im negativen noch im positiven Sinne.
*Quelle: Lown, B.: Die verlorene Kunst des Heilens. Suhrkamp, Frankfurt/M. 2004*

## Heilen Worte denn auch?

Ja. Ärzte erleben immer wieder, wie ermutigt sich Patienten nach einem Gespräch fühlen, in dem ihnen nichts verschwiegen, aber doch die positiven und hoffnungsvollen Aspekte ihres Zustands betont werden. Wie stark die »Heilkraft« von Worten sein kann, zeigt der Fall eines Patienten, der nach einer schweren Herzmuskelschädigung mit »Herzgalopp« praktisch aufgegeben war. Er wurde zum Sterben auf eine andere Station verlegt. Wenige Wochen später staunte der Arzt nicht schlecht, als er seinen Patienten offenbar quietschlebendig wiedertraf. Die Begründung des Patienten für seine Genesung war frappierend: »Ich dachte mir, wenn mein Herz noch zu einem kräftigen Galopp fähig ist, könne ich ja gar nicht im Sterben liegen. Und von Stund' an ging's bergauf.«
Das ausführliche Gespräch mit dem Patienten und eine gründliche Erhebung der Krankengeschichte sind das A und O einer erfolgreichen Behandlung und führen in der Regel dazu, dass auf teure und invasive (in den Körper eindringende) Techniken wie einer Herzkatheterisierung verzichtet werden kann. In der Tabelle der Krankenkassen für Hausärzte rangiert das Patientengespräch als Abrechnungsposten jedoch ganz unten. So viel zur Kostendämpfung im Gesundheitswesen.
*Quelle: Lown, B.: Die verlorene Kunst des Heilens. Suhrkamp, Frankfurt/M. 2004*

> Warum klappt es nicht mit der Kostendämpfung im Gesundheitswesen?

## Welche Kleidergröße tragen XXX-Frauen?

Nein, diese Frauen sind nicht besonders dick. Sie sind nicht mit zwei, sondern gleich mit drei X-Chromosomen zur Welt gekommen. Daher bezeichnet man sie auch als »Super Females«. Etwa jedes 800. bis 1000. Mädchen wird mit dem Tripel-X-Syndrom geboren; diese Frauen werden in der Regel größer als der weibliche Durchschnitt, leiden aber häufig unter hormonellen Störungen und sind nicht selten steril. »Superweibchen« gibt es übrigens auch bei Rindern, Schweinen und Ratten. Das Gegenstück sind die »Supermänner« vom XYY-Typ. Auch sie sind größer als der männliche Durchschnitt und haben unterentwickelte Hoden - man spricht auch vom Kastratentyp. Mehr ist manchmal schon zu viel des Guten.

> Warum sind Erbkrankheiten nicht schon längst von selbst verschwunden?

X

## Wie kriegt man einen Yips?

Übung macht den Meister, heißt es, wenn jemand eine Sportart oder ein Musikinstrument beherrschen will. Aber wer es damit übertreibt, dem droht der Yips. Diese gefürchtete Berufskrankheit führt dazu, dass man einen lang eingeübten Bewegungsablauf, und nur diesen, auf einmal nicht mehr ausführen kann. Geprägt hat den Begriff der große Golfspieler Tommy Armour, der wegen Yips seine Karriere aufgeben musste: Immer, wenn er putten wollte, zuckten die Muskeln seines Handgelenks unwillkürlich, und der Ball rollte am Loch vorbei. Betroffen vom Yips sind auch professionelle Basketball-, Billard-, Tennis- und Kricketspieler. Der Musikerkrampf, der dazu führt, dass Klavierspielern plötzlich die Finger »klemmen«, und der Schreibkrampf, der es praktisch unmöglich macht, mit der Hand zu schreiben, fallen in dieselbe Kategorie. Und sogar der »Plappermodus« des Auktionators kann schlagartig zum Stummfilm werden, während die Sprache im Alltag völlig unbeeinflusst bleibt.

Oft hilft dann nur »Entüben«: So werden bei Klavierspielern Finger zusammengebunden und Golfspieler nehmen einen ungewohnten Putt, sodass sie gezwungen sind, ihr Spiel so lange zu verändern, bis sie die zu intensiv geübten Bewegungsabläufe verlernt haben. Übung macht den Meister - und manch einen Meister hält sie auch zum Narren.

*Quelle: McDaniel, K. D. et al.: The »yips«: A focal dystonia of golfers. Neurology 1989; 39: 192-195*

> Ist Sport die beste Arznei?

## Stimmt es, dass es früher radioaktive Zahncreme gab?

Ja, das ist tatsächlich richtig; »Doramed« hieß das gute Stück. Zwischen 1940 und 1945 war die Zahncreme *der* Renner, und die Werbung pries in den höchsten Tönen ihre Vorzüge: »Durch die radioaktive Strahlung steigert sie die Abwehrkräfte von Zahn und Zahnfleisch. Die Zellen werden mit neuer Lebensenergie geladen, die Bakterien in ihrer zerstörerischen Wirksamkeit gehemmt. Daher die vorzügliche Vorbeugungs- und Heilwirkung bei Zahnfleischerkrankungen.« Die Menschen damals waren verrückt, meinen Sie? Aber erinnert die Doramed-Werbung nicht in fataler Weise an heutige Heilsversprechungen, in denen probiotische Joghurts sofort sämtliche Verdauungsprobleme lösen und mit Fischöl getränkte Vollkornriegel ein gutes Gedächtnis garantieren? Eigentlich hat sich nicht viel geändert seit damals, nur dass der Heilsbringer heute nicht mehr Radioaktivität, sondern Vitamine heißt.

> Welches Vitamin schützt vor Erkältungen?



## Wie erotisch kann Zähneputzen sein?

Das hängt von der Bürste ab. Berühmt ist der Fall einer Taiwanesin, die beim Zähneputzen zuverlässig einen Orgasmus erlebte. Während der Laie bei der Suche nach der Ursache für lupenreinen Oralsex eher an die »good vibrations« der Elektrobürste denken würde, diagnostizierten die Mediziner jedoch eine seltene Form einer Epilepsie. Nicht weniger berühmt ist der umgekehrte Effekt: Zahnmediziner aus Adana in der Türkei berichten von einer Frau, die immer dann epileptische Anfälle bekam, wenn sie eine elektrische Zahnbürste in den Mund führte. Noch bizarrer waren die elektrisierenden Folgen der Zahnpflege in Zadar. Eine junge Kroatin hielt gerade ihren Mund unter den Wasserhahn, als ein Blitz ins Haus einschlug. Sie erlitt erhebliche Verbrennungen - aber nicht am Mund, sondern am Po. Da sie Plastiklatschen trug, entwich der Blitz aus ihrem Allerwertesten. Wahrscheinlich, so die Ärzte, verdankt die junge Frau dem Umstand, dass der Blitz gerade noch rechtzeitig die Kurve gekratzt hat, ihr Leben.

*Quellen: Chuang, Y. C. et al.: Tooth-brushing epilepsy with ictal orgasms. Seizure 2004; 13: 179-182; Haytac, M. C. et al.: Epileptic seizures triggered by the use of a powered toothbrush. Seizure 2008; 17: 288-291*

> Sind Blähungen bedenklich?

## Was versteht man unter der »Zahnstocherregel«?

Die hat nichts mit Zahngesundheit à la »dreimal täglich« zu tun, auch wenn man sich mit dem guten Stück Essensreste aus den Zähnen pulen kann. Bei der »Zahnstocherregel« handelt es sich um eine Blüte der amerikanischen Ethikreform: Eine wichtige Aufgabe von Lobbyisten ist es, Abgeordnete zu üppigen und ausgedehnten Dinners einzuladen. Um dieses schöne Sitte einzudämmen, wurde den Lobbyisten vom US-Kongress 2007 untersagt, ihre Gäste im Sitzen zu bewirten. Es führte dazu, dass nun auf Stehpartys erlesene kleine Köstlichkeiten als trendy Fingerfood oder erlesene Horsd'œuvres per Zahnstocher serviert werden.
Seither wird diese Form der »Ethik« als Zahnstocherregel verspottet. Sollte sich ein Abgeordneter trotz Zahnstochern doch einmal die Hände schmutzig gemacht haben, stehen überall kleine Fingerschalen, um sie in Unschuld zu waschen ...

> Was bringt Händewaschen in unserer sterilen Welt?

Z

## Wie gefährlich sind Zecken?

Ziemlich gefährlich. Wer spendet schon gern ungefragt Blut? Oft erntet der Spender nur Undank: Zusammen mit einem Blutverdünner spucken die kleinen Blutsauger ihren Opfern gerne noch ein paar Viren bzw. Bakterien in die Futterquelle. Die zeichnen für so unangenehme Erkrankungen wie Hirnhautentzündungen (FSME), Borreliose oder Ehrlichiose verantwortlich.
Während die seltene FSME (Frühsommer-Meningoenzephalitis) sich großer Bekanntheit erfreut, spielt die recht häufige Borreliose (Lyme-Disease) im öffentlichen Bewusstsein keine Rolle, obwohl sie eine wichtige Ursache von rheumatischen Erkrankungen darstellt. Auch die Ehrlichiose kommt häufiger vor, als Waldläufern und Pilzsammlern lieb sein kann. Sie ist von Fieber, Schüttelfrost, Kopf-, Muskel- und Gelenkschmerzen gekennzeichnet, die bis zu Nierenschäden führen können.

*Quellen: Wurzel, L. G. et al.: Can ticks be vectors for hepatitis C virus? New England Journal of Medicine 2002; 347: 1724-1725; Baumgarten, B. U. et al.: Ehrlichien: Durch Zecken übertragbare Erreger. Deutsches Ärzteblatt 2000; 97: A2456-A2462*

> Was macht die einen Kinder zu Chaoten und andere zu Pingeln?

## Wie schütze ich mich vor Zeckenbissen?

Der beste und billigste Schutz ist eine Zeckenzange - sie schützt zwar nicht vor dem Biss, aber vor dessen Folgen. Wer die Viecher sofort nach dem Spaziergang mit einem einfachen Handgriff wieder entfernt - dabei ist es egal, in welche Richtung Sie drehen, denn das »Gebiss« der Zecken hat kein Gewinde -, ist in der Regel auf der sicheren Seite.

Auch Repellents wie das Pestizid DEET, das sich in handelsüblichen Einreibemitteln befindet, können Menschen helfen, die häufig von Zecken gebissen werden oder aber als Pilzsammler oder Waldarbeiter besonders gefährdet sind. Zeckenimpfungen wiegen nur in falscher Sicherheit, denn diese schützen lediglich vor einem einzigen und eher unbedeutenden Vertreter aus der großen Schar der Erreger.

> Welche Wildtiere übertragen am häufigsten Krankheiten auf den Menschen?

Z

## Bewahrt rechtzeitige Aufklärung Jugendliche vor dem Griff zur Zigarette?

Offenbar nicht. An der Pädagogischen Hochschule Ludwigsburg wurde nach allen Regeln der Kunst ein umfangreiches und nach den modernsten Erkenntnissen der Sozialwissenschaft ausgetüfteltes Programm entwickelt, um mit Schülern das Thema »Rauchen« aufzuarbeiten. Dazu gehörte neben Selbstsicherheitsübungen sogar ein Flirttraining. Ergebnis: Es konnten - wie bei vielen anderen Studien dieser Art auch - »keine langfristigen Effekte hinsichtlich des Nikotinkonsums erzielt werden«. Das Ergebnis war offenbar so schlecht, dass auf die Mitteilung der entsprechenden Daten verzichtet wurde.

In aller Regel sorgt die »Aufklärung« erst für das Problem - weil die stete gedankliche Beschäftigung nun einmal die Neugier junger Menschen weckt. Kein Wunder, dass die Tabakindustrie bereit ist, sogar Kampagnen von Antiraucherorganisationen zu finanzieren. Der frühere Bundeskanzler Helmut Schmidt brachte es einmal auf Punkt, als er auf die listenreiche Frage eines Journalisten, was er jungen Menschen in Sachen Tabak raten würde, antwortete: »Vor allem keine unerbetenen Ratschläge erteilen.«

*Quelle: Hinz, A.: Schulische Nikotinprävention. Sucht 2007; 53: 42-51*

> Wie wirksam verhindert Aufklärung Teenagerschwangerschaften?

## Sollten wir uns dem gesellschaftlichen Zwang zu einer »gesunden Lebensweise« entziehen?

»Die größte Behinderung des Lebens liegt darin, ständig auf die Gesundheit zu achten«, wusste schon der antike griechische Philosoph Platon. »Eine allzu gesunde Lebensweise ist in sich schon eine Krankheit«, pflichtete ihm der französische Schriftsteller, Spötter und Frauenheld François de La Rochefoucauld bei. Der katholische Kirchenlehrer Thomas von Aquin geht sogar noch einen Schritt weiter: »Gesundheit ist weniger ein Zustand als eine Haltung, und sie gedeiht mit der Freude am Leben« - der alte Schürzenjäger musste es schließlich wissen. Pfeifen Sie daher Ihrer Gesundheit zuliebe auf all die angstbesetzten Vorschriften. Wenn Sie dabei Ihren gesunden Menschenverstand nicht außer Acht lassen, sind Sie meist auf der sicheren Seite. Denn was für Sie persönlich gut ist, weiß außer Ihnen selbst sowieso kein Aas.

> Warum essen wir heute kein Aas mehr?

Z

# Stichwortverzeichnis